Wer ist
Gesundheitskiller Nr. 1

von
Gisela Friebel-Röhring, Erika Wellmann

Wer ist Gesundheitskiller Nr. 1

von
Gisela Friebel-Röhring, Erika Wellmann

Ariane Verlag

Die Deutsche Bibliothek – CIP-Einheitsaufnahme

Friebel-Röhring, Gisela/Wellmann, Erika:
Wer ist Gesundheitskiller Nr. 1 / Gisela Friebel-Röhring
4. Auflage – Königstein: Ariane Verlag, 2003
ISBN: 3-929960-04-4

4. Auflage 21.–22.000

Titelgestaltung: Monika Mulzer-Adam, 61352 Bad Homburg

Gesamtherstellung: Ebner & Spiegel, Ulm

ISBN 3-929960-04-4

Danksagung:

Ganz besonders danken möchte ich
Herrn Dr. jur. Dietmar Greiser, Rastatt,
der es nicht immer ganz leicht mit mir hat,
wenn ich einen juristischen Rat brauche.
Herrn Dr. rer nat. Michael Balzer,
ein Chemiker, den man auch
als »Lieschen Müller« versteht.
Er machte mich in vielen Dingen richtig »schlau«.
Mein ganz großer
Dank gilt natürlich Frau Wellmann.
Ohne ihre Hilfe, all die Rezepte auszuprobieren,
hätte dieses Buch gar nicht geschrieben werden
können.
Meinen Dank aber auch
Herrn Udo Wellmann,
schließlich mußte er als erstes »Versuchskarnickel«
bei den Speisen herhalten. Er lebt noch immer
putzmunter.
Wir haben viel Spaß dabei gehabt.

Teil I

Aller Anfang ist schwer

»Frau Friebel, was soll ich denn jetzt bloß noch kochen? Geben Sie mir doch bitte ein paar Ratschläge, Tips und Rezepte!« Wie oft hörte ich diesen jammervollen Satz auf den Vorträgen und Seminaren, die ich mit Dr. Hoffmann hielt.
»Sie haben uns jetzt alles erklärt und gesagt, was wir nicht mehr essen sollen, aber wie gehe ich mit dem neuen Wissen um? Ich muß doch schließlich meine Familie bekochen. Bitte, schreiben Sie doch noch ein Kochbuch über alle Ihre Erfahrungen.«
Das ist mal wieder leichter gesagt als getan. Ein Kochbuch besteht nämlich aus sehr vielen Rezepten. Diese Rezepte müssen nicht nur »erdichtet«, sondern auch ausprobiert werden. Schließlich weiß ich aus Erfahrung, wenn das Essen nicht schmeckt, fängt man wieder mit den alten Gewohnheiten an. Besonders Familienangehörige und Freunde fallen einem sofort in den Rücken: »Du kannst ja deinen Fraß essen. Wenn du unbedingt so leben willst, bitteschön. Aber laß damit mich um Himmels willen zufrieden. Ich will davon nichts essen.« Das sind, gelinde gesagt, noch sehr »charmante« Sätze. Damals, vor gut neun Jahren, mußte ich wirklich sehr streng danach leben. Hatte ich doch am eigenen Leibe die Erfahrung machen können, daß man mit richtiger Ernährung sich sogar die Schmerzen fortessen kann. Es war wirklich nicht ganz einfach. Ganz besonders standen mir meine Gelüste noch im Wege. Ich begriff sehr schnell, daß es mir gar nichts half, wenn ich etwas recht verkniffen und verbohrt anging. Ich hatte viel mehr Erfolg, wenn ich so gut ich damals nur konnte, die Richtung einhielt. Wenn ich »sündigte«, hatte ich kein schlechtes Gewissen mehr, sondern tat es sogar mit Vergnügen. Zu meiner größten Überraschung stellte ich dabei fest, daß ich plötzlich gar nicht mehr die Speise mochte. Ein paar Bissen, und ich ließ alles stehen. Vergnügt konnte ich also zu meiner angeblichen »Salatfresserei«, wie die Freunde meine Lebensweise jetzt nannten, zurückkehren.

Ich selbst bin ganz und gar keine Kostverächterin, und so habe ich sehr früh angefangen, wirklich schmackhaft und für meine Krankheit richtig zu kochen.

Wenn Sie jetzt also dieses Buch lesen, machen Sie bitte nicht den Fehler und zwingen Sie Ihre Familie dazu, mitzumachen. Jeder hat das Recht, seinen eigenen schmerzhaften Weg der Erkenntnis zu gehen. Mit Gewalt geht gar nichts. Im Gegenteil, sie werden nur noch mehr animiert, es nicht zu tun. Sie, als Hausfrauen, haben außerdem eine Menge Tricks, wie Sie Ihre Familie »betuppen« können. Also richtig kochen, ohne daß sie es merkt. So habe ich auch schon manchen Freund oder manche Freundin überzeugen können. Vergnügt aßen sie bei mir und sagten dann fröhlich: »Wir sind ja so froh, daß du wieder wie früher bist.« Ich mußte sie dann immer aufklären, daß dem so nicht sei, und ich erzählte dann von den »Innereien« der Gerichte.

Es ist wirklich eine Wissenschaft für sich. Ich habe bis jetzt neun Jahre dafür aufgewendet, um mich der Ernährung zu widmen. Ihr nachzuforschen ist so spannend, wie eine Spur nach einem Schatz aufzunehmen. Die Schulmedizin braucht in ihren acht Jahren Ausbildung hingegen nur zwei Doppelstunden Ernährung zu belegen. Also kann mir auf diesem Gebiet so schnell keiner etwas vormachen.

Ich habe dabei festgestellt, daß es sehr viele Ernährungsformen in Deutschland gibt. An die zweihundert Bücher habe ich über Ernährung und Nahrungsmittel gelesen. Ich weiß also Bescheid und habe dann sehr schnell feststellen müssen, daß bei fast allen Richtlinien gravierende Denkfehler enthalten sind. Das heißt jetzt nicht, daß ich die Weisheit mit Löffeln gegessen habe und die anderen Menschen dumm sind. Nein, die Lösung ist ganz einfach. Erst nach zehn, zwölf oder fünfzehn Jahren treten die Ernährungsschäden zutage. Dr. Hoffmann und ich haben nur das Glück, daß wir nach dieser Zeit erst darüber schreiben. Also der Schiedsrichter Zeit hier das Sagen hat, und nicht wir. Dann haben wir natürlich nachgeprüft, warum das so ist, und haben viele Masken abreißen können. Vor allen Dingen bin ich bis zur Wurzel hinuntergegangen und habe immer wieder Beweise für unsere »Theorie« gefunden. Wie ich schon zu Anfang schrieb, kann man tatsächlich mit richtiger Ernährung seine Schmerzen in den Griff bekommen. Und nicht nur das, man kann auch wirklich gesund werden. Es ist ein langer Weg. Aber er lohnt sich wirklich. Über das richtige Essen wird man auch noch schlau! Das ist sozusagen ein »Abfallprodukt«.

Ich glaube ganz sicher, daß, wenn Sie, lieber Leser, dieses Buch zu Ende gelesen haben, Sie sehr wütend sind. Begreifen Sie dann doch endlich, wie sehr man Sie als Verbraucher zum Narren gehalten hat.

Ich möchte hier jetzt nicht die ganzen Ernährungsbewegungen aufschreiben und erklären. Das würde das Buch nur dicker und teurer machen. Ich begnüge mich mit ganz anderen »Beweisen«. Jeder kann sich dann sein eigenes Urteil bilden.

Dies wird kein reines Kochbuch werden, sondern es soll vor allem untermauern, warum man sich umstellen soll. Wieso es so wichtig ist. Und vor allen Dingen, warum Sie, lieber Leser, auf sich ganz alleine gestellt sind. In der Regel erfahren Sie von niemandem das vorliegende Wissen. Diejenigen, die uns aufklären müßten, also die Ärzte und Heilpraktiker, haben in der Regel Angst, ihren Job zu verlieren, wenn die Menschen begreifen, daß sie sich ohne Arzt, ohne Klinik und ohne Pillen krank gemacht haben. Also können sie sich letztendlich auch nur selber wieder gesund machen. Egal, an welchem Zipperlein, Sie lieber Leser, im Augenblick leiden sollten, denken Sie stets daran, Sie sind immer Täter! Niemals Opfer! Es gibt noch kein Gesetz in Deutschland, das Sie dazu zwingt, all die Dinge zu kaufen und zu essen, die man Ihnen anbietet. Sie sind immer Täter! Durch falsches Denken und falsche Ernährung werden Sie krank. In der Regel hören Sie aber von Ihrem Arzt: »Essen Sie nur alles so weiter wie bisher. *Gönnen* Sie sich ruhig etwas und hören Sie nicht auf Leute, die glauben, Ernährung sei Schuld an Ihrem Zipperlein.«

Diese Ärzte und Heilpraktiker scheinen sehr schlecht ausgebildet worden zu sein, denn was speist denn Blut und Lymphe in unserem Körper? Darüber mehr im Kapitel »Im Blut liegt die Wahrheit«.

Ich muß Sie, lieber Leser, auch um Verständnis bitten, nicht zornig zu werden, wenn Sie ein paar Kapitel aus meinen anderen Büchern hier wiederfinden. Nicht jeder kennt meine anderen Bücher. Und um es ganz richtig zu erklären, müssen Dinge wie Säure-Basen-Haushalt hier wiederholt werden.

Keine Sorge, Sie werden aber trotzdem noch auf Ihre Kosten kommen und unendlich viel neues Wissen erfahren.

Sie sehen also, so ein Kochbuch zu schreiben ist kein Pappenstiel, besonders wenn man keine Zeit hat, Rezepte selbst zu »dichten und zu kochen«. Deswegen habe ich gerade dieses Buch immer wieder auf die »lange Bank« geschoben. Lange Zeit war niemand bereit, mir diese Arbeit abzunehmen. Außerdem muß man sich ja auch mit der Materie auskennen, nur dann kann man richtige Rezepte herausbringen.

Vor gut einem Jahr sagte mir dann Frau Wellmann, daß sie diesen Part übernehmen wolle. Bis zur Stunde ist sie noch dabei, sehr schmackhafte Gerichte zu »komponieren«. Sie kommt also im zweiten Teil des Buches zu Wort.

Ich kann Ihnen, lieber Leser, an dieser Stelle schon versprechen, wenn Sie die Gerichte, die Frau Wellmann für Sie erfunden hat, nachkochen, werden Sie begeistert sein. Wir haben noch niemanden angetroffen, der gesagt hat, mir schmeckt das nicht. Ein paar der Gerichte haben wir auf meinen Seminaren als Fotokopien verteilt. Alle riefen an und waren dankbar und froh über diese neuen Rezepte. Vielleicht haben wir Sie jetzt motiviert, und Sie fangen jetzt auch an, neue Rezepte zu erfinden. Wenn Sie mir diese zuschicken, werden sie in der nächsten Auflage unter dem Motto aufgenommen: »Leser helfen Lesern.« Oder: »Wir Frauen helfen uns jetzt gegenseitig.«

Nur Mut!

Es ist noch nie ein Meister vom Himmel gefallen!

Ich bin neun Jahre bei der Forschung und mache auch immer wieder Fehler. Nichts verkniffen sehen, das ist das oberste Gebot bei uns, sonst werden wir wieder krank.

Packen wir's an!

Im Blut liegt die Wahrheit

Diesen Satz kann man in der Bibel nachlesen. Kneipp schrieb auch, man solle Blut und Säfte reinigen, und jede Krankheit verschwindet aus dem Körper eines Menschen.

Ich habe mich viel mit den Organen Leber, Niere und Darm befaßt und erkläre den Menschen auf Vorträgen und am Telefon immer wieder die Wichtigkeit dieser Organe und daß man sie durch Ernährung jederzeit unterstützen und reinigen kann. Doch letztendlich weiß ich auch, daß diese Organe vom Blut gespeist werden; wir also sterben müssen, wenn dem Blut keine »Speise« zugeführt wird.

Doch befassen wir uns erst einmal damit, was Blut ist und welche Aufgabe unser Blut hat. Erst dann verstehen wir auch den Gesamtzusammenhang.

In dem Buch von Dr. Hohenstein, »Praktische Homöopathie«, las ich darüber folgendes: »Insofern ist auch der biblische Satz richtig: Das Leben ist im Blute. Ist das Blut krank oder fehlen ihm gewisse Substanzen, so kann die daraus entspringende Zelle nicht gesund und vollkräftig sein. Ist die Zelle aber krank, so macht sich das notgedrungen in *irgendeinem Organ* oder im Gesamtorganismus als Krankheit geltend. Den kranken, geschwächten Zellen neues Leben zuzuführen, ist also sicherlich ein Weg, der zur Gesundung führen kann, denn in den Körperzellen spielt sich das Leben ab. Doch man vergesse nie, die Körperzellen sind keineswegs das Leben selbst!

Um normal funktionieren zu können, müssen unsere Körperzellen *richtig ernährt* werden, dann ist auch der Gesamtorganismus gesund. Die Zuführung von Nährmaterial für die Zellen geschieht durch den *Blutstrom, das Blut selbst wird durch die Verdauung der Nahrung gebildet.*

Eine Zelle kann nur aus zweierlei Gründen erkranken, entweder durch das Fehlen eines bestimmten Stoffes oder durch Selbstvergiftung. Dadurch ist die Zelle nicht mehr fähig, genügend neue Nahrung aufzunehmen, ihr Stoffwechsel ist dann gestört, sie wird schwach, ihre Widerstandskraft erlahmt, und daraus folgt dann Krankheit für irgendein Organ oder den Gesamtorganismus.

Besserung oder Heilung ist nur möglich, wenn die den Zellen *fehlenden Stoffe* direkt – also durch den Blutstrom – zugeführt werden, oder wenn eine *Entgiftung* der Zellen durch gesundes Blut vollzogen wird.«

Essen und Trinken verursachen also starke Veränderungen in der Blutqualität, und damit werden auch die nervlichen Reaktionen beeinflußt.

Wußten Sie auch, daß die Farben der Lippen den Schwankungen Ihrer Blutqualität und des Kreislaufes entsprechen? Sind die Lippen rosarot, ist es gut, sind sie leuchtend rot, haben Sie einen zu hohen Blutdruck, sind sie fast weiß, ist er zu niedrig. Das durfte ich bei dem Japaner Michio Kushi nachlesen.

Alexander Haig fand heraus, daß durch vermehrten Säuregehalt des Blutes der Gesundheitszustand stark beeinflußt wird. Somit eine Übersäuerung stattfindet. Er war der erste, der den Rückfluß aus den Blutgefäßen als Prüfstein benutzte, um die Leistungsfähigkeit des Blutkreislaufes und die Reinheit des Blutes festzustellen. Er fand heraus, daß sich die Zu- und Abnahme des Giftes im Menschenkörper in regelmäßigen Abständen wiederholt. Die Vergiftung des Blutes ist am Morgen am größten. Das wußte man also schon um 1892.

Haig tat also etwas ganz Außergewöhnliches: Er begann mit solch einem lächerlichen Stoff wie die *Nahrung* zu experimentieren. Hätte er selbst nicht unter starken Kopfschmerzen gelitten, wäre er nicht auf diesen damals noch ausgefallenen, nicht berufsmäßigen Gedanken gekommen. So entdeckte er zufällig die *große Macht* über Gesundheit und Krankheit.

Prof. Borchard betrachtet die Giftigkeit des Urins als den besten Maßstab für die Giftigkeit des Blutes. Das Blut ist der Vermittler, der allen Zellen unseres Körpers die nötigen Nährstoffe zuführt. Gleichzeitig aber *schafft es alle Abfallstoffe* der Zellen weg, da diese sonst vergiften würden.

Durch den immerwährenden Kreislauf des Blutes zu den Ausscheidungs- und Verdauungsorganen, wie Nieren, Leber, Magen, Eingeweide, Lungen und Haut, werden die Giftstoffe weggetragen und schließlich wieder ihren Ursprungsorten, der Luft, der Erde und dem Wasser, zugeführt.

Man hat nachgewiesen, daß sich bei *Verstopfung* die Zahl der roten Blutkörperchen *vermindert*.

»Das Blut ist ein Erzeugnis der lebenden Zellen, der Körperdrüsen, des Darmkanals, der Lungen, Haut, Knochen, Nieren. Unbeschränkte Zufuhr frischer, reiner Luft für die Lungen und guter *natürlicher Nahrung* für den Darm ist die Voraussetzung für gesundes Blut und gute Gesundheit all der verschiedenen Körperorgane. Bei schlechtem Blut aber werden alle Zellen und Organe entsprechend leiden, Abfallstoffe werden sich ansammeln und die Tätigkeit der Zellen lähmen.«

Der Prophet Cayce sagte schon: »Der Tag wird noch kommen, wenn man einen Tropfen Blut nimmt und mit seiner Hilfe den Zustand eines jeden Körpers diagnostizieren kann.« Dieser Tag ist schon lange gekommen.

»Das Blut ist eine Karteikarte über unser geführtes Leben. Schon lange weiß man, daß es jeden Gedanken und jedes Gefühl registriert. Der Geist Gottes sozusagen im menschlichen Blute existiert.«

Bei Sharamon Shalila, »Das Chakra-Handbuch«, durfte ich folgenden Satz lesen: »Würde die aufgenommene Nahrung nur in den Blutstrom und damit in das Tätigkeitsfeld des Herzens kommen, so würde sie fortwährend ins Unmaterielle versprühen, und wir könnten keine physische Stofflichkeit bilden.« Alles Quatsch? Cayce ist auch erst nach vielen Jahrzehnten wissenschaftlich bestätigt worden.

»Wer seine Aufmerksamkeit zu sehr auf ein Objekt richtet, wird sein Blut schädigen.«

Der Chemiker Hauschka fand heraus: »Das Blut ist jenes plastische Element, aus welchem sich der Körper aufbaut und fortwährend erhält. Die Nerven vermitteln die Formkräfte, welche aus der plastischen Substanz des Blutes heraus die Körperformen der *Muskeln* und *Organe* stanzten.«

Dr. A. Vogel warnt in seinen Büchern vor unüberlegten Bluttransfusionen. Eine vierzigjährige Frau leidet seitdem an epileptischen Anfällen. Im Blut ist die Seele. Blutübertragungen haben sich nachteilig auf das Gemüt ausgewirkt. Wörtlich schreibt er: »Wenn man in der Erforschung des Blutes, dieses wirklich *geheimnisvollen Lebenssaftes*, fortgeschrittener wäre, gäbe es in Amerika infolge von Bluttransfusionen kaum jährlich nahezu 20 000 Todesfälle. Ihnen ist das Risiko der Übertragung *bewußt?*«

Vor fast 30 Jahren hat Sampson, ein Arzt in Amerika, die Bluttransfusion als ein relativ gefährliches Verfahren beschrieben. Die Problematik der Unverträglichkeit geht weit über die verhältnismäßig wenigen Blutgruppen hinaus, die in den Krankenhäusern routinemäßig bestimmt werden. Seither sind mindestens 400 weitere Rote-Blutkörperchen-Antigene erkannt und charakterisiert worden. Ohne Zweifel wird die Zahl weiter zunehmen, da die Membrane der roten Zellen außerordentlich komplex ist. Eine Transfusion ist also nichts anderes als eine Gewebstransplantation. (Journal of the National Medical Association, Juli 1989)

Der dänische Wissenschaftler Niels Jerne war einer der Nobelpreisträger für Medizin des Jahres 1984. Auf die Frage, warum er eine Bluttransfusion abgelehnt habe, sagte er: »Das Blut eines Menschen ist mit seinen Fingerabdrücken zu vergleichen – es gibt kein Blut, das einem anderen genau gleicht.«

»Aids hat die Einstellung der Ärzte und Patienten gegenüber Blut für immer verändert. Und das ist gar nicht so schlecht, sagten die Ärzte anläßlich einer Konferenz zum Thema Bluttransfusion.« (Washington Post, 5. Juli 1988)

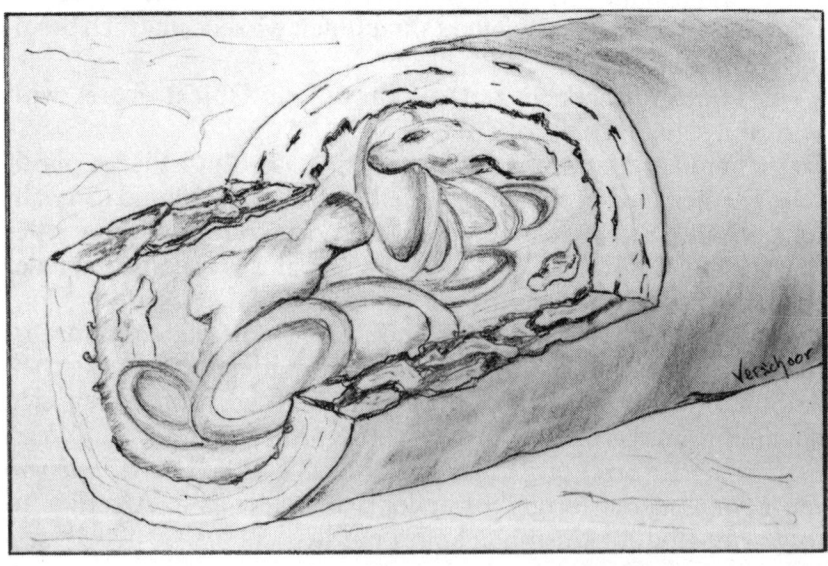

Wir glauben alle, Blut sei so flüssig wie Wasser. Das stimmt aber gar nicht. Es ist keine kontinuierliche Flüssigkeit, sondern ein kleinlinsenförmiger Brei, der mit seinen glatten und schlüpfrigen Linsen die negative Elektrizität in den ganzen Körper verteilt. Diese Art von Elektrizität erwärmt den ganzen Leibesorganismus.

Wo die Blutlinsen durch sehr enge Gefäße getrieben werden, zerplatzen sie, wodurch die Hülse flüssig wird und in die sogenannten lymphatischen Säfte übergeht, während der frei werdende elektrische Stoff als ein eisenhaltiger Äther zur Belebung des Nervensystems verbraucht wird.

Der Stoffaustausch zwischen dem Blut und dem Gewebe erfolgt über die Kapillaren. Es sind die feinsten Gefäße, die nur mit dem Mikroskop erkennbar sind und den Übergang von den Arterien (Schlagadern) zu den Venen (Blutadern) bilden. Sie haben einen Durchmesser von nur 5 bis 20 pm, so daß die feinsten Gefäße nur noch einem Blutkörperchen *nach dem anderen* den Durchgang gestatten (1 pm = ein millionstel m oder ein tausendstel mm).

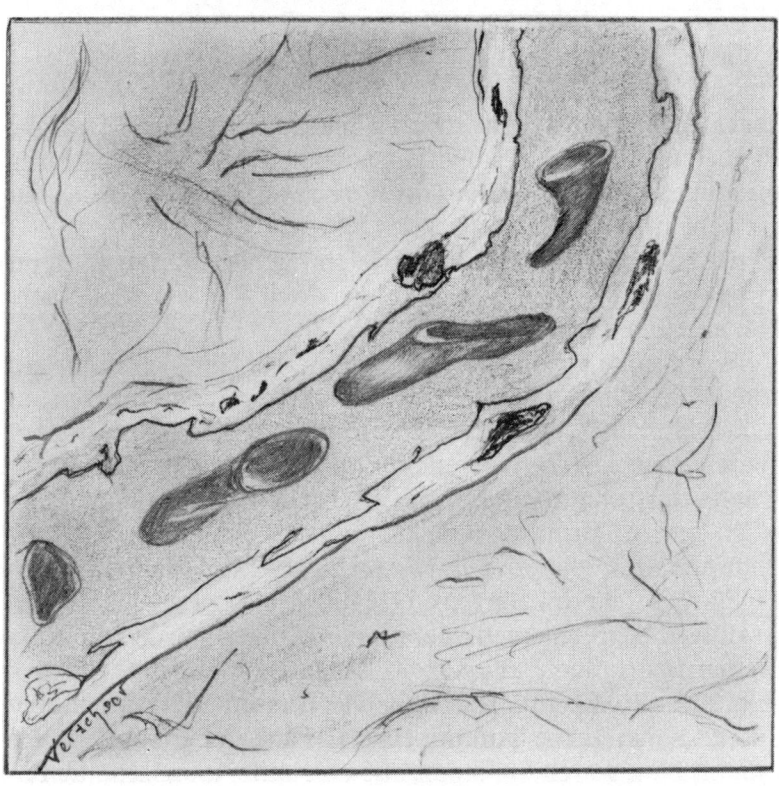

Wegen ihrer Feinheit spricht man von Haar- oder Kapillargefäßen. Während der Querschnitt der großen Körperschlagader (Aorta) in der Nähe des Herzens etwa 5 cm² beträgt, nimmt der Gesamtquerschnitt sämtlicher Haargefäße etwa um das Siebenhundertfache des Aortenquerschnittes zu. Dadurch nehmen natürlich auch die Strömungsgeschwindigkeit des Blutes und der Blutdruck ab. Dieser langsame, gleichmäßige Durchfluß des Blutes begünstigt den Stoffaustausch.

Moderne Psychologen haben nachgewiesen, daß alle seelischen Erregungen dem Menschen merkliche Veränderungen in seinem Körper, insbesondere in der Lymphe und im Blut hervorbringen. Es ist ganz gut denkbar, daß Haß, Neid, Zorn, Geiz und Bosheit, wenn diese seelischen Disharmonien ganz von einem Menschen Besitz ergreifen, schließlich das Blut mit *Selbstgiften* überladen. (Prof. Gates, USA, experimentell nachgewiesen.)

Will man also wirklich *radikal*, d. h. bis auf die letzte Wurzel irgendeine Krankheit heilen, so muß man auf Blut und Lymphe durch geeignete Mittel einzuwirken suchen. Das übersäuerte und verunreinigte Blut ist *entzündungserregend* für die Organe, für die Gewebe und für die Nerven des Körpers.

Bei Ernst Issberner-Haldame durfte ich nachlesen, daß Lästerer verdorbenes Blut haben. Das sollte uns doch alle mal zum Nachdenken anregen, nicht wahr?

Swedenborg sagte schon 1936: »... denn das Herz wirkt nur auf das rote Blut, während das Gehirn zusammen mit den Lungen auf das reinste Blut und auf den Geist dieses Blutes, d. h. auf die unendlich feine Essenz, die die Nerven durchläuft, wirkt.« Etwas sehr Interessantes durfte ich auch über die verschiedenen Diagnosen nachlesen. Im letzten Jahrhundert stellte man sich das Herz als Pumpe mit Klappen und Ventilen vor. Die Diagnose hieß jetzt: Klappenfehler, Pumpdefekt des Herzens. Das führte also zu mechanischen Reparaturen, Klappenersatzoperationen. Später wurden die elektronischen Instrumente entwickelt. Diagnose hieß jetzt: Elektrokardiogramm, Reizleitungsstörung. Die Therapie: Herzschrittmacher. Letztes Jahrzehnt kam die Entwicklung der Biochemie ans Tageslicht. Nun waren biochemische und zellzytologische Untersuchungen angesagt. Jetzt sind Antigen-Antikörperstörungen am Herzen aktuell. Therapie: medikamentöse, Immunsuppressiv.

16

Medizin eine Modeerscheinung?
1908 schrieb der Arzt Spark schon: »Fürchterlich wirkt eine Medizin, welche das Blut angeblich reinigen soll, es in Wirklichkeit aber nur verunreinigt.«
Ragnar Berg, der Vitaminpapst, schrieb vor über siebzig Jahren: »Dabei wird die Alkalisierung des Blutes ein bestimmtes Maß nicht überschreiten, weil mit der Nahrung immer wieder neue Säuren zugeführt werden und auch die ausgeschiedene Salzsäure wieder resorbiert wird. Wir müssen annehmen, daß dem Blut tatsächlich noch eine bisher nicht erwähnte Regulationsvorrichtung zu Gebote steht. Das Blut hat also die in Überschuß aufgenommenen Säuren, die nicht durch die Nieren oder durch den Darm entfernt werden konnten, irgendwo vorläufig deponiert.« Heutzutage wissen wir, daß dies in den Muskeln und Geweben abgelagert wird.
Eine Störung des Kapillarkreislaufes, also dieser winzigen Blutbahnen, die im Blute ihren Ursprung nehmen und zuerst die Gewebe schädigen, dehnt ihre Wirkungen auch auf diese Regulatoren aus und wird alsdann bald an der Herztätigkeit, am Sympathikus, an den inneren Drüsen, an der Haut, am Darm, an den Nieren oder am Lymphsystem fühlbar.
Kommt es also zu einer Einschränkung und Verformbarkeit der kleinen »Diskusscheiben«, daraus besteht ja unser Blut, versteifen sie also, und unter Umständen kleben sie dann geldrollenförmig zu Ablagerungen zusammen. Somit kommt es dann zum Stillstand der Strömung. Die Sauerstoffversorgung des Gewebes verschlechtert sich dabei zunehmend.
Der Niederländer Antony van Leeuwenhoek, gelebt um 1723, der Erfinder der ersten Mikroskope, beobachtete schon damals die Verformbarkeit. Wie er bemerkte, waren seine Blutkörperchen im *Krankheitsfall steif und starr*, nach Wiederherstellung der Gesundheit aber wieder *weich und verformbar*. Sie müssen sich ja verformen, sonst können sie nicht strömen.
Warum bilden sich so gefährliche Blutrollen in den Blutgefäßen? Durch falsche Ernährung und Bewegungsmangel, aber hauptsächlich weil wir versäumen, von Zeit zu Zeit unser Blut zu reinigen! Würden wir uns nicht waschen, die Haare schneiden, den Bart abrasieren, uns täglich die Zähne putzen, dann kämen wir

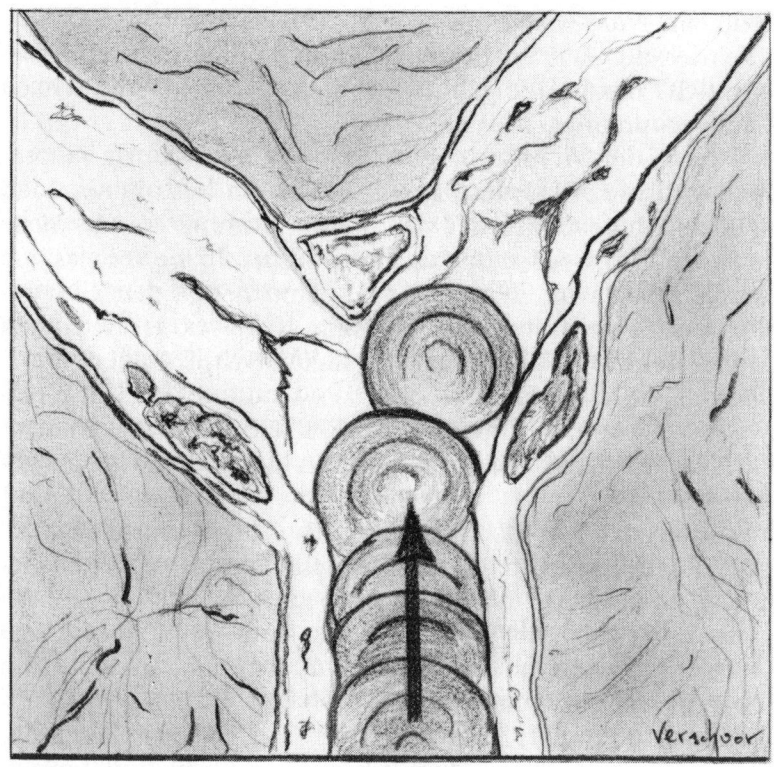

bald wie Ferkel daher. Wir sind zwar pflegeleicht, aber nicht ganz
»servicefrei«. Und dazu gehört auch die Blutreinigung.
Bei einem Aderlaß kann man alle krankheitsbedingten Säfte aus-
fließen lassen. Durch diesen kleinen Schock kommt es zu einer
Ausschüttung verschiedener Hormone und zur Stärkung der Abwehrkräfte.
Wie steht es jetzt mit dem Sauerstoff in unserem Blut?
Vom kräftigen Atem hängt die Sauerstoffversorgung des Blutes
ab, die besonders am frühen Morgen von großer Wichtigkeit ist.
Wenn wir frösteln, so ist das ein Zeichen, daß kreisende Giftstoffe
eine Art Lähmung verursachen. Sobald reichlicher Sauerstoff
dem Blut zugeführt wird, steigt die Körpertemperatur. Laufen ist
daher eines der besten Mittel, den Körper zu erhitzen. Es bewirkt,

daß das Blut zu den einzelnen Organen jagt und jede Zelle den lebenswichtigen Sauerstoff vermittelt. Das Leben ist herrlich. Sauerstoffhunger hingegen macht uns matt und faul. Wir schnappen nach Luft, sind reizbar und sehen alles schwarz! Also ist eine gute Sauerstoffzufuhr eines der besten Mittel, die Vergiftung des Blutes zu bekämpfen. Kohlenstoff muß als Kohlensäure ausgeatmet werden, aber ein kleiner Teil bleibt immer im Blut, besonders im venösen Blut des Kopfes. Dies ist wichtig für die Grundlage zur Gestaltung der Gedanken. Nitrite wirken gefäßerweiternd, behindern den Sauerstofftransport des Blutes. Es reagiert sehr schnell auf Nitrit. Ich beschreibe in einem gesonderten Kapitel, wie wir fleißig mithelfen, daß unser Sauerstoff im Blut nicht weitertransportiert wird und wir deswegen alle so krank werden. Je weniger Eisen sich im Blut befindet, desto weniger sauerstoffreiches Blut wird sich bilden. Wenn der Sauerstoff in Verbindung mit Blut kommt, findet eine Art Verbrennung statt. Je tiefer und langsamer der Atemzug ist, um so intensiver sind Verbrennung und Reinigung. Je kürzer der Atemzug, um so unvollkommener ist die Arbeit. Bleibt zuviel Kohlensäure im Blut, färben sich die Lippen und Fingernägel leicht bläulich. Täglich gelangen 20 Liter Flüssigkeit in den Zwischenzellraum, 18 Liter gelangen zurück. Die restlichen zwei Liter erreichen das Blut erst wieder über die *Lymphbahnen*. Die meisten Krankheiten entstehen daher im Grunde genommen über eine Stoffwechselstörung unter Veränderung der kleinsten Blutgefäße der Kapillaren.
Begreifen Sie jetzt, lieber Leser, daß Essen und Trinken die Blutqualität erheblich verändert? Wir uns also krank essen? Ich möchte jetzt eine ganze Menge Hinweise bringen, was Sie alles tun können, um Ihr Blut wieder in Ordnung zu bringen. Es sind viele Informationen zusammengetragen aus vielen verschiedenen Bereichen. Z. B. habe ich gelesen, daß Kümmel und Gewürznelken gut für unreines Blut sind. Bei Arterienverschluß macht man morgens und abends Kohlblätterauflagen, wenigstens drei Monate lang. Hafer verbessert das Blut. Infektionen der Lymphbahnen und der Arterien verraten sich nicht immer durch einen Überschuß an Leukozyten oder durch Vitaminmangel und schlechte Blutsenkung. Bei Anämie ist besonders gut: Tomate, Lauch, Kopfsalat, Feigen, eisenhaltige Wässer. »Ohne giftigen Milchsäu-

respiegel im Körper stirbt kein Kranker einen Krebstod«, sagte schon Dr. Kuhl. Die Erdbeere ist geradezu ein Heilmittel gegen Blutarmut. Haben Sie Proteinmangel, äußert sich dieser sofort in Form einer Anämie, eines Muskelschwunds oder einer Erschöpfung. Vegetarier, die keinen Fisch und kein Fleisch zu sich nehmen, leiden an B_{12}-Mangel und bekommen sehr häufig dadurch eine Anämie.

Was ich für sehr wichtig halte, ist das Wissen, daß die Stärke der Blutgefäßwände mit dem Vitamin C zusammenhängt. Hat Sie ein Arzt schon 'mal darauf aufmerksam gemacht?

Ist das Blut zu sauer, werden vermehrt Wasserstoffionen ausgeschieden. Sehr wichtig ist, daß man jeden Tag eine bestimmte Wassermenge ausscheidet, damit die Abfälle aus dem Blutstrom darin gelöst und ausgeschieden werden können.

In fünf Liter Blut sind über 25 Billionen roter Blutkörperchen. Jedes überlebt nur 120 Tage, darum ist es wesentlich, daß die Produktion neuer Blutkörperchen ohne *jede Unterbrechung und fehlerfrei* verläuft. Durch falsche Ernährung geschieht dies aber pausenlos. Vitamin B_{12} ist unbedingt zur Blutkörperbildung nötig. Durch Kadmium verunreinigte Luft begünstigt hohen Blutdruck und Arterienverkalkung. Wußten Sie auch schon, daß das Ausbleiben der Menstruation oft auf Zinkmangel beruht? Die Personen essen in der Regel zuviel Zucker.

Wenn zuviel oder zuwenig Insulin vom Körper produziert wird, ist in der Regel der Blutzuckerspiegel chronisch zu niedrig. Selleriesaft hat eine blutreinigende Eigenschaft. Selbst die Zahl der Lymphozyten wird bei Zinkmangel ganz erheblich reduziert. Es gibt auch ein Zinkmangel-Syndrom, welches unter zytostatischer Therapie bei Leukämie beobachtet wird (Buch: Die Bedeutung des Zinks in der Medizin).

Je *weniger Eisen* sich im Blut befindet, deso weniger *sauerstoffreiches* Blut wird sich bilden. Sehr wichtig zu wissen! – *Rosinen* führen dem Körper Eisen zu, also sehr wichtig für Blutarme. Bei starkem Kakaogenuß können Herzstörungen bei Kindern auftreten. Bei schlechtem Blut hat man oft rotbraune Hautausschläge am Körper. Also ein Warnsignal für alle!

Das gute alte Johanniskraut steht auch in einer geheimnisvollen Beziehung zum menschlichen Blut, daher ist es gut und führt zu einem langen und gesunden Leben. Ich empfehle das Johanniskraut auch vielen Menschen, die unter Depressionen leiden. Nachzulesen in dem Buch »Nahrung für deine Seele«, Laredo Verlag München.

Ein Säugling, der nicht gestillt wird, erhält mit Kuhmilch schon etwa doppelt soviel Kochsalz wie durch Muttermilch. Diese Kochsalzaufnahme kann noch weiter steigen durch Zufuhr der gebräuchlichen industriell hergestellten Beikost. Auf diese Weise erfolgt schon in der Säuglings- und Kleinkinderzeit eine Gewöhnung an gesalzene Nahrungsformen. Die Folge ist, daß wir schon bei Schulkindern zunehmend Bluthochdruck feststellen müssen (Dr. Glaesel).

Durch Kaliummangel geschieht ein Abbau der roten Blutkörperchen. Das Kalzium hat wiederum Einfluß auf die Blutgerinnung. Knoblauch verdünnt das Blut und ist gut einsetzbar bei Blutgerinnseln. Dann durfte ich über unsere gute alte Zwiebel nachlesen, daß gewisse Substanzen in der Zwiebel dafür da sind, die Blutplättchen daran zu hindern, sich überhaupt *zusammenzuballen*. In Bild drei können Sie es ja sehen, wie das geschieht. Bei fetten Mahlzeiten wird das Blut meßbar träge, und wir Menschen werden dann richtig schön faul. Darum glaubt man, durch Fleisch satter zu werden, was aber im Grunde genommen gar nicht stimmt. Denn Fischöl hingegen macht das Blut weniger zähflüssig. Lebertran ist eine wundervolle Sache. Der von der Firma Lamotte ist nicht belastet. Schon zwei Äpfel täglich sorgen für einen guten Blutdruck.

Auch unsere Johannisbeeren schützen die Blutgefäße.

Ich könnte noch viele Seiten in Sachen Blut füllen. Doch ich möchte hier damit aufhören und noch ein kleines Beispiel anbringen, damit Sie, lieber Leser, begreifen lernen, warum richtige Ernährung letztendlich doch die beste Medizin ist.

Wenn Sie ein Auto haben und dieses durch verunreinigten Sprit nicht mehr fährt, geben Sie dann Salzsäure in den Tank? Im Leben nicht, denn Sie als Laie wissen sofort, daß dann alle Leitungen angefressen werden und zum Schluß das Auto *völlig beschädigt* ist.

Wenn Ihr Körper nicht mehr »laufen« will, gehen Sie zum Arzt, und was macht dieser? Er gibt Ihnen Pillen (Salzsäure). Er gibt Ihnen also Gifte, die Ihr Blut und auch die Gefäßwände sehr schädigen. Zum Schluß packen Sie es nicht mehr.

Was aber macht ein richtiger Naturarzt in diesem Fall? Oder ein Heilpraktiker?

Er läßt Sie erst einmal fasten, beim Auto hieße das, altes Benzin raus und alle Leitungen durchspülen. Mit dem Fasten lassen Sie den Dreck raus, und durch viel Trinken spülen Sie alle Ihre »Leitungen«, sprich Blutgefäße, und die vielen winzigen Kapillaren. Ist das geschehen, gibt er Ihnen richtige Ernährungsempfehlungen; und Sie schnurren wieder munter und flott los.

Sind Sie weniger wert als Ihr Auto? Warum trauen Sie nicht mehr Ihrem guten alten Hausverstand? Hätte die Schulmedizin recht, indem sie sagt: »Essen Sie so weiter wie bisher. Das hat gar keinen Einfluß auf Ihre Erkrankung«, dann müßten wir inzwischen ein vor Gesundheit strotzendes Volk sein. Leider ist das Umgekehrte der Fall. Warum bin ich denn krank geworden? Krankheit kommt nämlich *nie* angeflogen.

Nachdem ich mich also so intensiv in Sachen Blut und Ernährung »schlau« gemacht hatte, kam bei mir unweigerlich die Frage auf, die im nächsten Kapitel diskutiert wird.

Schlafen unsere Wissenschaftler?

Natürlich fragte ich mich sofort, daß das, was ich kann, nämlich in vielen Büchern, besonders in alten Schriften zu studieren, doch auch unsere Wissenschaftler können. Es muß auch dort Leute geben, die sich mit der Ernährung befaßt oder noch immer befassen. Können die jetzt nicht richtig lesen oder lesen und überprüfen sie gar nichts?

Also suchte ich in dieser Richtung weiter. Lieber Leser, Sie werden über meine Ergebnisse und Schlußfolgerungen staunen, das kann ich Ihnen jetzt schon versprechen.

»Durch die Ernährung kann man täglich seine Gesundheit unterstützen oder zerstören, je nachdem, was man zu sich nimmt. Es gibt Krankheiten, die sich nur durch die Ernährung heilen lassen«, schrieb schon Hippokrates. »Jedes richtige Menü ersetzt einen Apothekenbesuch.«

Prof. Robert Mc. Carrison von der Universität in Oxford fand bei Ernährungsversuchen mit Ratten folgendes heraus: Er hatte die

Ratten in drei Gruppen eingeteilt. Die erste Gruppe wurde ernährt wie die englische Oberschicht. Und alle diese Ratten bekamen die Krankheiten der englischen Oberschicht. Der nächsten Gruppe wurde das Essen serviert, das die armen Fabrikarbeiter aßen: Tee mit Zucker, billiges Fleisch und weißes Brot. Diese Ratten bekamen alle nur erdenklichen Krankheiten, auch Ekzeme und nervöse Störungen, und es gab Raufereien und Lärm in den Käfigen. Sie kämpften gegeneinander und fügten einander Schaden zu. Die Rattenweibchen warfen totgeborene Junge. Ist das nicht ein schlagender Beweis dafür, wie es geht, wenn man verkehrt lebt und sich verkehrt ernährt. Die dritte Gruppe Ratten des Professors erhielt jene Kost, bei der man alle Stoffe aufnimmt, die man haben muß, um Zellen aufzubauen. Sie bekamen biologisches Gemüse, Wasser ohne Chlor, Licht, Luft, Bewegung. Das Ergebnis war glänzend. Die Ratten gebaren lebenstüchtige Junge. Sie lebten in Frieden und Harmonie.

Übrigens wurde diese Studie 1949 durchgeführt!

Die Vertreter einer Ernährungswissenschaft, die nie ohne das Etikett »modern« in Erscheinung tritt, beharren auf dem Anspruch, daß sie viel besser wissen, was uns nutzt und was uns schadet. Sie sind nicht bereit, auch nur einen Deut von ihrer vorgefaßten Meinung abzugehen, denn – wie man heute formulieren muß – »Wissenschaft ist Macht«.

Dies bekamen auch Zahnärzte zu spüren, 3500 an der Zahl. Diese brachten freiwillig Millionenbeträge auf, um die Bevölkerung aufzuklären. Aus einem Brief von Dr. Heinz Kempkes, Kassenzahnärztliche Vereinigung Nordrhein-Westfalen: »Daß wir bei unserem Feldzug für eine gesunde Ernährung auf den Widerstand der Zuckerindustrie stoßen würden, war zu erwarten. Daß aber darüber hinaus Wissenschaftler und Kollegen gegen uns zu Felde ziehen, weil wir insbesonders den Industriezucker verbannen wollen, ist ein Tiefschlag gegen uns alle.« Das war 1976.

Die Ärzte und führenden Ernährungsfachleute Europas haben erklärt, daß die Kleie des Getreides als Volksnahrung ungeeignet sei, daß der Verdauungskanal diese Stoffe nicht verarbeiten könne und daß man sie deswegen besser den Schweinen, dem Geflügel und dem Vieh verabreiche. Diese sehr verbreitete Irrlehre trägt die Hauptschuld an der Ausbreitung der Beri-Beri-Krankheit in der ganzen Welt. Zellulose ist ein in der Nahrung enthaltener Stoff, der von den Verdauungsorganen des Menschen nicht verarbeitet werden kann. Hingegen hat die Natur manche Tiere mit Organen ausgestattet, die Zellstoffe verdauen können. Diese Irrlehre hat mehr Menschenleben vernichtet als alle europäischen Kriege der neueren Zeit zusammen.

Weißbrot ist tatsächlich das Brot des Todes. Man hat aus dem Mehl die Mineralsalze und Kolloide sowie Kalzium, Phosphor, Eisen, Kalium, Chlor, Fluor, Schwefel, Magnesium und Mangansalze entzogen. Und damit es besonders schön weiß wird, hat man es noch einer elektrochemischen Behandlung unterzogen. Die erste sichtbare Folge dieser Kulturarbeit ist eine zunehmend zahnlose Rasse mit schlecht entwickeltem Kiefer. Die verhängnisvollen Folgen der Weißmehlherstellung blieben lange unbeachtet. Die Ärzte verharrten in ihrem Irrtum, daß Kleie für den Menschen unverdaulich sei und nur als Schweinefutter tauge.

»Die Natur hat nie ein weißes Weizenkorn geschaffen«, sagt McCann, »und der Mensch kannte das Weißmehl nicht, bis er auf den törichten Einfall kam, seine Gäste mit Brot, so weiß und so leblos wie ein Tischtuch, zu überraschen.« Riesige Interessen der Industrie stehen dahinter, daß es auch so bleibt. Besonders die großen Mühlen profitieren davon.

Abgesehen vom Honig, der als einzige zuckerhaltige Nahrung unmittelbar vom Magen ins Blut aufgenommen wird, kommt reiner Zucker nirgends vor. So hat der Körper seine eigene Zuckerwerkstatt bekommen. Man muß sie nur in Anspruch nehmen. Bleibt sie unbenutzt, bringt sie die Menschheit ins Verderben. Weder die Ärzte noch die Nahrungsreformer haben dies bisher erkannt. Was geht in der Leber vor, die nur eine begrenzte Menge Stärkezucker aufspeichern kann? Was ereignet sich im Blut, das sich bloß mit 1 % Zucker sättigen kann. All diesen lebenswichtigen Fragen haben die Ärzte und die Chemiker bisher keine Beachtung geschenkt. Früher aß man noch den braunen Zucker, also Naturzucker, Rohrzucker mit 20 verschiedenen Nährstoffen. Vor 100 Jahren war weißer Zucker völlig unbekannt. Zuckersieder und Chemiker kamen aus Gewinnsucht bald auf den törichten Einfall, aus dem braunen Zucker eine weiße Masse auszuziehen, die noch

süß, aber ohne Nährwert ist. Anfangs wollte kaum einer den weißen Zucker haben. Es gelang ihnen also nicht, die gesamte Braunzuckergewinnung unter ihre Aufsicht zu bringen. Um dieses Ziel dennoch zu erreichen, mußten sie zu einer List greifen. McCann schreibt folgendes: »Obwohl dieses Verbrechen eine große Gefahr für die Bevölkerung bedeutet, gibt es keine Gesetze, diesen Unfug zu verbieten.« Sie mußten nur ein abschreckendes Mittel finden, dann würden sie riesige Gewinne machen. 1898 erlebte Amerika den bisher größten Werbefeldzug. Man »erzog« ein Volk. In Schlagzeilen wurde der braune Zucker bekämpft. Ein Bild war dabei, von dem man behauptete, es sei ein vergrößertes Lichtbild eines scheußlichen Lebewesens, eines Mitteldings zwischen einer Laus und einer Eidechse. Dieses Ungeheuer sei im Rohrzucker enthalten. Gegen fettes Entgelt »kaufte« man sich einen geschäftstüchtigen Chemiker in Dublin, der angeblich dieses Laus-Eidechsen-Ungeheuer im braunen Zucker gefunden hat. Eine der Anzeigen lautete: »Prof. Cameron, staatl. angestellter Chemiker der Stadt Dublin, der Probemengen von rohem Zucker untersucht hat, hat festgestellt, daß diese eine große Anzahl scheußlicher Insekten enthalte, die eine ekelhafte Krankheit erzeugen! Man sollte daher niemals braunen Zucker verwenden. Aber glücklicherweise ist zu bemerken, daß diese schrecklichen Geschöpfe in geläutertem Zucker nicht vorhanden sind. Man gebrauche daher nur Feinzucker.«
So einfach geht das, lieber Leser!
Und die Schäden? Lesen wir doch mal weiter:
»Durch den Genuß von Feinzucker aber werden die Mühlsteine und Speicheldrüsen unseres Mundes größtenteils außer Betrieb gesetzt, vor allem aber die Gesundheit der Zähne schwer untergraben. Die schädigende Wirkung des geläuterten Zuckers auf das Gebiß beruht auf seiner Beziehung mit dem Kalzium, dem Hauptbaustoff der Zähne. Gesüßtes Wasser kann leicht 35mal mehr Kalzium aufnehmen als gewöhnliches Wasser. Wir wissen, daß bei Kalziummangel der Körper *seine eigenen Knochen aufzehrt.*« Merken Sie sich bitte diesen Satz. Denn zur Zeit erklären Ärzte uns wieder etwas, das uns nicht hilft, sondern im Gegenteil uns sehr schadet!
Doch suchen wir erst einmal weiter in den Unterlagen.

1898 passierte nämlich folgendes: Dr. Julius Baron, Prof. für römisches Recht in Bonn, vermachte sein Vermögen in Höhe von 600 000 Reichsmark der Stadt Berlin für ein Waisen- und Findelheim mit der Auflage, daß Ärzte von der Leitung ausgeschlossen sein sollten und kein Fleisch den Kindern vorgesetzt werde. Man holte ein Gutachten von Prof. Virchow, zur damaligen Zeit eine große Berühmtheit. Dieser wetterte sofort los und erklärte es für ein unverantwortliches Experiment, dem ein gewissenhafter Arzt unmöglich seine Zustimmung geben könne. Also wies man das Geschenk ab. Im Testament stand, falls Berlin ablehne, könne die Stadt Breslau erben. Ein Volksschullehrer erklärte den Stadtvätern von Breslau, daß er selbst und seine Kinder nur fleischlos leben würden. Also erhielt er die Leitung über das neue Waisenhaus, und alles wurde so gemacht. Diesen 30 Waisen schenkten Deutschlands Ärzte die größte Aufmerksamkeit. Sie hörten nicht auf, darüber zu schreiben. Man sprach pausenlos von den armen Opfern. Gierig belauerte man dieses Heim. Die Entscheidung wurde der Zeit als Schiedsrichterin in diesem Kampfe überlassen. Doch leider sagten die jährlichen Berichte: »Im übrigen ist ärztlicherseits nichts zu melden.« Die Schulmediziner, die ein so lautes Geschrei über diese 30, den Händen rücksichtsloser Experimentatoren ausgelieferten Kindern erhoben hatten, verloren plötzlich alle Aufmerksamkeit an der Sache.

Wissenschaftler fanden sogar auch heraus, »daß das, was wir essen, einen Einfluß hat auf das, was wir denken. Daß unser Denken einen Einfluß auf unser Essen hat und daß unser Essen und Denken zusammen das beeinflussen, was wir tun. Was wir denken und was wir essen, beides zusammen macht uns zu dem, was wir sind, körperlich und geistig. Obgleich sehr viele verschiedene Faktoren eine Rolle spielen, ist doch auch der Ernährungsvorgang von entscheidender Bedeutung für die menschliche Persönlichkeit, denn von ihm hängt es mit ab, ob jemand ein Hasenfuß oder ein Mauerblümchen, ein Teufelskerl oder eine Schönheit wird.« Gut, nicht?

Ein anderer Wissenschaftler sagt: »Wir können nie durch Einnehmen von Menschenhand bereiteter Gifte genesen, wir können uns nur gesundleben, aber leben müssen wir selbst. Nahrungsmittel, für welche die Verdauungsorgane des Menschen nicht eingerichtet sind, und die deshalb nicht genug verdaut werden können, bleiben als Stoffwechselreste im Körper zurück; besonders Arzneien, die meist giftige Bestandteile haben und körperfremd und schädlich sind.« Nachzulesen in der »Pharmastory«.

Wenn wir »zeitlose« Nahrung zu uns nehmen, machen wir den Versuch, unseren Körper auf »keine Zeit« einzustellen, und das bedeutet Tod. Wenn wir dagegen Nahrungsmittel essen, die voller Leben sind, tragen sie zu den Lebenskräften unseres Körpers bei. Geringe Mengen radioaktiver Strahlen verursachen irreparable Schäden in der Struktur der Erbanlage. Strahlung beeinträchtigt die Reproduktionsfähigkeit der Zellen. Krankheit bedeutet = Überlebensversuch des Körpers. Unser Körper ist also noch so höflich und gibt eine Warnung. Ärzte aber neigen dazu, diese Botschaften in schwierige lateinische Fachbegriffe zu übersetzen, damit der einfache Mensch gar nichts mehr versteht. Darum sollte man auch bestrahltes Gemüse meiden!

Vergessen wir nie, daß insbesondere die Chemie, auf die grandiosen Ergebnisse der Forschung und des chemisch-technischen Fortschrittes zurückschauend, glaubt, den Ablauf der Ernährungsvorgänge sowie den Ablauf chemischer Reaktionen im Laboratorium anschauen und studieren zu können. Das kann nicht funktionieren, denn es gibt nicht zwei Menschen, die eine völlig identische Blutsubstanz haben. Jedermann weiß, daß zwei Menschen, die völlig gleichartig ernährt werden, sich völlig verschieden entwickeln können. Daraus ergibt sich auch, daß in der Ernährung jedes Dogma von Unheil ist. Wo aber der Mensch nach Erkenntnis strebt, ist er einerseits dem Irrtum, andererseits dem Dogma ausgesetzt. Deshalb ist heute das Chaos auf dem Gebiet der Erkenntnis auch in der Ernährung so groß. Fanatismus kann ja auch nur dort gedeihen, wo ein enger Horizont den Ausblick verwehrt.

Das hat Hauschka schon vor vielen Jahren herausgefunden. Ist doch faszinierend, nicht wahr?

Wissenschaftler behaupten auch: »Man macht die Einzeller dafür verantwortlich, daß Organsubstanzen verderben. Die logische Konsequenz bei diesen Wissenschaftlern ist dann, man muß sie abtöten.« Hauschka fand heraus: »In Wirklichkeit aber tötet man mit den Mikroorganismen zugleich dasjenige, was man schützen will, weshalb konservierte Nahrungsmittel schon zum Teil abgetötete Stoffe sind.

Die Ernährung hat ihr Ziel in der Verdauung, d. h., die aufgenommene Nahrungssubstanz wird von Grund auf umgewandelt, und diese findet den Höhepunkt ihrer Verwandlung beim Durchgang durch die Darmwand. Hier verliert die Nahrungssubstanz ihre materielle Daseinsform und geht über in einen unräumlichen Zustand, aus dem heraus, durch die Tätigkeit der inneren Organe, das menschliche Eiweiß sich verdichtet.«

Ich weiß, es ist nicht einfach zu verstehen. Aus Erfahrung habe ich aber gelernt, wenn ich meinen Körper kenne, behandele ich ihn auch ganz anders.

Wußten Sie auch, wenn man eine Pflanze zerstört, etwa durch Hitze, so beibt ein Leichnam zurück. Er besteht aus Kohle und Wasser = Kohlenhydrat. Man erforscht alle Substanzen in der Wissenschaft an einem »Leichnam«. Das lebendige Licht, die Lebenskraft, wird dabei nie berücksichtigt. Deswegen ziehen Wissenschaftler so viele falsche Schlüsse. Andere, die darüber nachgedacht und geforscht haben, kamen der Wahrheit erheblich näher. Nur wird sie nie ans Tageslicht gebracht.

Randolph, ein großer Ernährungswissenschaftler in Amerika, schreibt in seinem Buch: »In den Nahrungsmitteln, die der Mensch täglich *pfundweise* ißt und *zwei bis drei Tage* in seinem Körper beherbergt und deren Bestandteile er in seine Zellen aufnimmt, ist er am stärksten der Umwelt ausgesetzt.«

Wie sagen die Ärzte: »Leben Sie so weiter wie bisher, nehmen Sie aber fleißig die Pillen.« Ein paar Milligramm Pille soll also mehr helfen als pfundweise richtige Nahrung? Richtige Ernährung hat übrigens nie Nebenwirkungen, Tabletten aber ganz erhebliche.

»Auch Gutachten von Professoren sind nicht immer objektiv. Man kann durch *Verschweigen* ebensoviel schaden wie durch falsche Angaben. Bircher-Benner, auch ein großer Ernährungsexperte der Vergangenheit, spricht in diesem Zusammenhang vom »Geheimarchiv« der Ernährungslehre. Er schreibt: »Es besteht ein umfangreiches, aus ernster Forscherarbeit stammendes, niemals widerlegtes Wissen auf dem Gebiet der Ernährung, das gleichsam unter den Tisch und ins ›Geheimarchiv‹ der Ernährungslehre versunken ist, weil es nicht in den Rahmen der geltenden Lehren hineinpaßt und deshalb mit Stillschweigen übergangen wird. Außerdem muß man wissen, daß die Durchsetzung neuer wissenschaftlicher Erkenntnisse in vielen Fällen 30 und mehr Jahre dauert, nämlich so lange, bis die Entdecker der alten Erkenntnisse abgetreten oder verstorben sind.

Die *Industrie wacht über alle Ansätze,* die ihre Umsätze mindern könnten. Tritt ein Wissenschaftler oder Praktiker, der die Zusammenhänge zwischen *Ernährung und Zivilisationskrankheiten* erfahren und durchschaut hat, aus Gründen des Gewissens an die Öffentlichkeit, so hat er einen harten Stand. Der Entdecker eines Infektionserregers konnte damit rechnen, Anerkennung und Ehre zu finden. Der Entdecker des Erregers einer Zivilisationskrankheit muß aber zunächst einmal mit der Geschäftsschädigungsklage der Hersteller rechnen.«

Prof. Dietl aus Wien sagte schon 1920: »Die Diät allein, ohne Medikamente irgendwelcher Art, ist die beste Heilmethode!«

»Jene, die mehr Bildung haben, sind eher bereit, die Ernährung zu ändern. Nur dumme Menschen tun es nicht. Aus Faulheit, Bequemlichkeit, angeblich keine Zeit, störend, angeblich dann keine Freude mehr am Leben«, sagt auch Michio Kushi.

»Der Mensch, der sich selbst ›Homo sapiens‹ nennt, die wissende Gattung, im Gegensatz zu allen anderen ›nichtwissenden‹ Gattungen, glaubt, daß er eigenwillig Gesetze der Natur und das, was sie in Millionen von Jahren aufgebaut hat, außer acht lassen kann, indem er seinen inneren Organen Nahrung und Getränke aufzwingt, für die sie nicht gebaut sind.«

Versuche haben ergeben, daß eine 50° C heiße Flüssigkeit die höchste Temperatur ist, die unsere Oberhaut nur wenige Sekunden lang aushalten kann. Trotzdem muten wir unseren inneren Organen Temperaturen von 50–65° zu, ohne zu glauben, daß man ernsthafte Folgen daraus ertragen kann. Durch diese Dummheit entstehen viele Darmerkrankungen. Haustiere lehnen grundsätzlich zu heiße Nahrung ab. Sie bekommen nie Magenkrebs. Ärzte sehen diese Zusammenhänge nicht ein. Sie behaupten einfach, »Hunde sind gegen Magenkrebs immun, der zivilisierte Mensch nicht«. So einfach ist das.

Haig fand heraus: »Gar bald entdeckte ich, daß unsere ganze Zivilisation für Schwächlinge geschaffen war und nur geeignet,

Schwächlinge zu erzeugen.« Er grübelte über die Ursachen nach, also die Kunst, das Leben durch *Beobachtung und durch Versuche* zu erforschen und nur das anzuerkennen, wenn es vom Leben selbst erprobt worden ist und sich als gut und richtig erweist.

»Zählen wir all die künstlichen Nahrungs- und ihre Schutzmittel hinzu, hergestellt von Leuten, die man fast ausnahmslos als Lebensmittelfälscher bezeichnen könnte, die größtenteils gesundheitsschädlich sind, so wird es uns klarwerden, in welche Gefahr wir laufen. Es steht fest, daß sich in dieser Volksernährung während der letzten Jahrhunderte beinahe unbeobachtet eine ungeheure Umwälzung mit schweren Folgen vollzogen hat. Das Befremden an der Sache ist, daß gerade derjenige Stand, der die Gesundheit des Volkes hätte überwachen sollen, diese Veränderungen nicht nur nicht beachtet oder erforscht hat, sondern solchen Verschiebungen mit Verachtung und Groll begegnet ist.« Das ist entnommen aus dem Buch von Are Waerland »Befreiung aus dem Hexenkessel der Krankheiten«. Diese Worte sind schon fast hundert Jahre alt. Sie klingen, als wären sie erst heute ausgesprochen worden.

Dann entdeckte ich eine Studie, die mich persönlich sehr zornig machte. Habe ich doch selbst alles miterlebt und mußte sehr viel in meiner Kindheit hungern. Diese Studie klingt wirklich makaber. Sie zeigt uns aber auch ganz deutlich, wie unwichtig das »Volk« bei den Regierungsmenschen ist. Auch heute!

Lesen Sie selbst: »1947 war den führenden Regierungsleuten ein Schweinemastplan vorgelegt worden. Die Gegenseite legte der Regierung wiederholt Unterlagen vor, aus denen zu entnehmen war, daß angemästetes Fett gesundheitsschädlich sei. Der starke Fett- und Fleischansatz auf einer Änderung der Drüsenfunktion beruhe und an krankhafte Entartung grenze. Das Volk in Deutschland hungerte weiter. Mahner riefen immer wieder: ›Soll der unsinnige Menschenmord des Krieges fortgesetzt werden?‹ Zwei Drittel der Bevölkerung waren unterernährt, weil entbehrliche, überzählige Tiere die wichtigsten Lebensmittel wegfraßen.«

»Am 26. 9. 1947 befanden sich 5–6 Millionen Schweine in Deutschland. Verringerte man diese Zahl auf 1,5 Millionen, dann wäre zusätzliche Nahrung vorhanden für 12 Millionen Menschen.« Warum man es nicht tat, lieber Leser, können Sie sich wohl selber denken!

Wußten Sie auch, daß der Mensch sich um so mehr von denaturierter Nahrung angezogen fühlt, also meist weichgekochte Nahrung zu sich nimmt, je mehr Probleme er hat? Wenn irgendein Körperteil nicht richtig funktioniert, schaut er zuerst auf seinen Magen.

Um noch einmal auf das Fleisch zurückzukommen, sagte Bircher-Benner schon 1918: »Wo immer die Wissenschaft die Nährkraft der Fleischnahrung prüfte, gelangte sie zu höchst überraschenden Resultaten, die jedoch zugleich für die Fleischgläubigen eine so bittere Enttäuschung bedeutete, daß sie nichts von der Wissenschaft wissen wollten.«

Ich bin kein Fleischgegner! Warum nicht, werde ich auch noch erklären.

In Amerika wurden große Studien hergestellt; in Schulen und Gefängnissen wurden genaue Ernährungsrichtlinien eingehalten. Man kam zu dem Ergebnis, daß man Kinder mit richtiger Ernährung schlau oder dumm ernähren kann. Wie man auch in Gefängnissen herausfand, konnte man die Insassen allein durch Ernährung zu aggressivem Verhalten bringen, wie aber auch umgekehrt es der Fall war, aggressive zu friedlichen Menschen machen.

Zum Schluß möchte ich Ihnen noch eine interessante Geschichte aus dem I. Weltkrieg erzählen. Vielleicht kommen Sie darüber dann auch zu einem Entschluß.

»Das Ernährungsexperiment des Hilfskreuzers ›Kronprinz Wilhelm‹. Dieser Hilfskreuzer durchstreifte den Ozean 255 Tage lang und versenkte 14 französische und englische Frachtdampfer. Er berührte während dieser Zeit keinen Hafen und übernahm von den versenkten Schiffen Lebensmittelvorräte in Hülle und Fülle. Die Besatzung bekam daher Fleisch, Fett und Käse, soviel die Leute wollten. Dazu gekochte Kartoffeln, Büchsengemüse, kondensierte Milch, Zucker, Weißbrot, Kuchen, süße Biskuits, Margarine, Kaffee und Tee. Es war nach der Kalorienrechnung eine ausgezeichnete Verpflegung, so daß man glaubte, mit dem schnellen Schiff die Kreuzerfahrten bis zum Ende des Krieges fortsetzen zu können. Aber was geschah?

Einige Leute klagten plötzlich über geschwollene Knöchel und Nervenschmerzen in den Beinen, unterhalb der Knie. Es kam zu Lähmungserscheinungen, Herzerweiterung, Muskelschwund und Druckschmerzen über den Nerven, verbunden mit Blutarmut. Man hatte auch viele Fälle von Lungenentzündung, Rippenfellentzündung und Rheumatismus an Bord. Die Leute schienen alle Widerstandskraft verloren zu haben. Auch kleine Wunden wollten und wollten nicht heilen. Es gab starke Blutungen schon aus geringfügigen Anlässen. Gebrochene Glieder heilten sehr langsam.

110 Mann von 500 waren schon aufs Krankenlager geworfen, die übrigen am Ende ihrer Kräfte. Es blieb dem Kreuzer daher nichts anderes übrig, als bei Nacht und Nebel mit gelöschten Lichtern und Volldampf dem nächsten neutralen Hafen zuzustreben. Am 11. April 1915 lief er den amerikanischen Hafen von Newport News an.

Dieses Ernährungsexperiment zeigt beispielhaft, daß eine kräftige Kost mit hohem Kaloriengehalt im menschlichen Körper nicht verstoffwechselt werden kann, wenn bestimmte Begleitstoffe fehlen und vorwiegend säurebildende Lebensmittel zugeführt werden.

Nach einer Diät aus frischem Gemüse konnten nach 10 Tagen schon 47 Mann als geheilt entlassen werden.«

Und jetzt denken Sie, lieber Leser, doch mal darüber nach, was Sie in den vielen Jahren, die Sie schon leben, ausschließlich zu sich genommen haben. Keine Krankheit kommt angeflogen, es sind immer lauter kleine Eßsünden, die sie hervorbringen.

Wenn sich ein Wissenschaftler nur ein wenig Mühe gibt, kann er viele Studien in Fachbüchern finden.

Sie sehen also, lieber Leser, einige Wissenschaftler schlafen ganz sicherlich nicht. Sie riskieren sogar oft beruflich Stellung und werden Mahner! Leider werden sie allzuoft von der Masse überstimmt, die mit dem Gegenteil dicke Gewinne erzielt.

Sie selbst haben es in der Hand, gesund zu bleiben oder es wieder zu werden.

Fehlende Hormone
durch richtige Ernährung?

Wo ich auch hinkomme, immer sprechen die Frauen von »ihren« Hormonen oder dem Hormonpflaster. Jede Frau weiß aber auch, daß alle Generationen vor uns genauso die Wechseljahre hatten und ohne Hormonpräparate ausgekommen sind. Wissenschaftliche Studien weisen aus, daß *angeblich* jede dritte Frau in den Wechseljahren Hormone benötigt! Warum nicht jede Frau? Diese Frage stelle ich mir die ganze Zeit. Sind Hormone vielleicht eine Art Modetrend der Medizin geworden? Wenn Sie, lieber Leser, sich nämlich mal mit der Medizingeschichte befassen, können Sie nachlesen, daß vor Jahren angeblich viele Frauen plötzlich eine zu enge Harnröhre besaßen, und Harnröhrenschlitzungen waren fast so häufig Thema der Frauen wie jetzt das Hormonpflaster.

»Es geht mir ausgezeichnet«, berichten mir die Frauen. Aber dann höre ich auch immer wieder von den Nebenwirkungen der Hormonbehandlung. Dann lachen die Frauen gar nicht mehr, wenn sie plötzlich verstärkt unter Symptomen leiden wie Übelkeit, Wasseransammlungen und Blutungen, die eine gynäkologische Kontrolle erforderlich machen. Die Nebenwirkungen treten oft erst nach Jahren auf. Das ist ja eben so fatal, und deshalb glauben mir die Frauen die Warnungen erst zu spät. In der Regel werden sie nicht gründlich von ihrem Frauenarzt über die Nebenwirkungen aufgeklärt. Würde er das tun, würde sich keine Frau mehr das Hormonpflaster verschreiben lassen.

Etwas ganz anderes passiert nämlich beim Arzt. Will man kein Pflaster oder keine Pillen haben, manipuliert man ganz gehörig mit der Angst. »Wenn Sie nicht die Hormone nehmen, müssen Sie mit einer Osteroporose rechnen«, lauten noch die harmlosesten Sätze.

Übrigens, ich selber sollte nach meiner Chemobehandlung eine Antihormonbehandlung bekommen, damit ich keinen Krebs mehr bekomme. Ich habe das Mittel nicht genommen, weil ich da schon wußte, ich bin Täterin. Ich, die Gisela, habe meinen Körper falsch behandelt. Ich lebe auch nach neun Jahren immer noch putzmunter.

Goethe schrieb schon: »Denken wir immer daran, daß unser Alter das Ergebnis unseres bisherigen Lebens ist und wir im Alter die Ernte einbringen, die wir in jungen und mittleren Jahren gesät haben.«

Heißt das also, daß die Frauen, die keine Hormone nehmen, nur anders gelebt haben und sie deswegen nicht brauchen? Jede dritte Frau bekommt Hormone. Also zwei von drei Frauen kennen das Geheimnis, ohne Hormone durch die Wechseljahre zu kommen?

Haben Sie schon mal diese Frauen gefragt, was sie essen?

Wußten Sie zum Beispiel, daß Kupfer und Vitamin C notwendig ist, damit unser Körper Hormone bilden kann? Hat Ihr Frauenarzt Sie schon mal daraufhin ausgetestet?

Was ist denn jetzt mit der berüchtigten Osteoporose los? Muß ich mich wirklich so davor fürchten? Warum bekommen so viele Frauen besonders in den Wechseljahren diese Krankheit? Weil die Hormone immer weniger werden? Warum werden sie weniger?

Studien von Fachärzten ergaben: »Fehlende körperliche Bewegung und *Kalziummangel* sind neben der steigenden Lebenserwartung in den *hochzivilisierten* Ländern zu einer Volkskrankheit geworden. Heißt das, daß in den Ländern, in denen nicht so viel Technik anzutreffen ist, die Frauen gesünder sind?

Sie wissen auch längst, lieber Leser, daß Kalzium in den Knochen gespeichert und bei Bedarf wieder freigegeben wird. Deswegen ist die Zufuhr von Kalzium und Vitamin C so lebenswichtig. Aber eine große Schlüsselrolle spielt auch dabei das Säure-Basen-Verhältnis (wird in einem gesonderten Kapitel erklärt) und ein zuviel von *tierischem Eiweiß*. Beides zusammen führt zum Raubbau am Kalzium des Knochens. Haben Sie das jetzt wirklich verstanden? Ein Zuviel von tierischem Eiweiß? Lehrt uns nicht jeder Arzt, es sei gesund? Soll das jetzt vielleicht so eine Art Gesundheitskiller Nummer eins sein? Auch das wird in diesem Buch noch genau erklärt.

Bleiben wir jetzt aber lieber bei den Frauen, denn sie werden wohl in der Regel dieses Buch lesen.

Durch die Wechseljahre verringert sich deutlich die Fähigkeit des weiblichen Körpers, Kalzium ordnungsgemäß zu absorbieren. Ist das die richtige Erklärung dafür, daß Frauen hinsichtlich ihrer Knochenfestigkeit von der Natur benachteiligt sind?

Durch *Milchprodukte* kann der *notwendige Kalziumbedarf nicht gedeckt* werden. In den Milch-/Fleischprodukten befindet sich nämlich auch *Phosphor*, der direkte Gegenspieler von Kalzium. Darum sollte immer das Verhältnis 3:1 zugunsten des Kalziums sein, sonst wird *noch mehr Kalzium aus den Knochen benötigt*, um den Gegenspieler Phosphor in Schach zu halten.

Die Schulmedizin aber empfiehlt Osteoporosepatienten, viel Milchprodukte zu verzehren, statt Lebensmittel, die wenig Phosphor vorweisen. Sagen sie das vielleicht, damit die Frauen hormonabhängig bleiben oder weil sie keine Ahnung haben? Makaber ist es auf alle Fälle, wenn man bedenkt, daß wir nach dem Krieg, und der ist ja schon über 45 Jahre vorbei, sehr, sehr viel Milchprodukte in Deutschland essen. Also dürften wir keine Osteoporosepatienten unter uns haben? Nicht wahr?

Warum also gerade diese Menschen wegen dieser Empfehlung noch kränker werden, können Sie selbst an Hand der Tabelle feststellen:

	Kalzium	Phosphor-gehalt	empfehlens-wert
200 g Grünkohl	320 mg	110 mg	gut
200 g Spinat	250 mg	100 mg	mittel
200 g Porree	240 mg	68 mg	sehr gut
200 g Brokkoli	220 mg	150 mg	mittel
200 g Mangold	212 mg	78 mg	sehr gut
200 g Fenchel	200 mg	102 mg	gut
20 g Petersilie	50 mg	26 mg	mittel
20 g Gartenkresse	43 mg	8 mg	sehr gut
20 g Schnittlauch	33 mg	15 mg	mittel
30 g Sesam-Samen	300 mg	182 mg	mittel
100 g Haselnüsse	230 mg	330 mg	weniger
200 g weiße Bohnen	210 mg	860 mg	schlecht
200 g Soja-Bohnen	520 mg	1000 mg	schlecht
200 g Milch (Buttermilch)	240 mg	180 mg	schlecht
100 g Yoghurt	120 mg	90 mg	schlecht
50 g Emmentaler	590 mg	430 mg	schlecht
50 g Gouda	410 mg	220 mg	schlecht
50 g Edamer	400 mg	250 mg	schlecht

100 g Speisequark	80 mg	160 mg	sehr schlecht
1 Ei	50 mg	200 mg	sehr schlecht
100 g Fleisch	12 mg	140 mg	sehr schlecht
100 g Schweinefleisch	1–10 mg	200 mg	sehr schlecht

Oft fragen mich Patienten auf Vorträgen oder am Telefon: »Frau Friebel, woher bekomme ich denn mein Eiweiß und mein Kalzium, wenn ich keine Milchprodukte mehr essen soll?« Meine Antwort ist dann immer: »Woher bekommt die Kuh, der größte Eiweiß- und Kalziumspender, diese Produkte? Zuckelt sie vielleicht an der Nachbarkuh? Was frißt eine Kuh?«

»Grünfutter!«

»Eben. Essen Sie sehr viel Keimlinge, selbst gekeimt. Butter und Sahne sind ebenfalls erlaubt. Diese Produkte haben nämlich einen sehr geringen Anteil Eiweiß.«

Würden Sie, liebe Leserin, dahingehend richtig aufgeklärt, wie wichtig Ernährung für Sie ist, bräuchten Sie also keine Angst zu haben, im Klimakterium eine Osteoporose zu bekommen.

Doch gerade mit diesem Argument bekommen viele Frauen ihr Hormonpflaster sozusagen aufs Auge gedrückt.

Übrigens weiß jeder gute Arzt, daß eine einmal ausgebrochene Osteoporose zur Zeit noch wenig Aussicht auf Heilung hat, wenn sie *schulmedizinisch behandelt* wird.

Die Naturmedizin weiß dazu hingegen eine ganze Menge.

Da unser Körper die Hormone *selber herstellen* kann, im Gegensatz zu den Vitaminen, die dem Körper zugeführt werden müssen, ist es für eine Frau wichtig zu wissen, wie sie diesen Prozeß in ihrem Körper *unterstützen* kann, ohne Chemie wohlverstanden. Chemie bedeutet immer einen Eingriff in Gottes Schöpfung.

Das Vitamin D hat einen entscheidenden Einfluß auf die Resorption von Kalzium aus der Nahrung; es reguliert den *Kalzium*- und Phosphorhaushalt. Fehlt es, so wird Kalzium·im Darm nicht resorbiert. *Vitamin D* ist auch für die Entspannung der Nerven gut und setzt sogar Schmerzempfindlichkeit herab. Fehlen auch noch die Vitamine C, E oder Magnesium, können die D-Mängel noch gravierender auftreten.

Bei genug Kalzium und Vitamin D treten fast kaum Hitzewallun-

gen, nächtliche Schweißausbrüche, Beinkrämpfe sowie Gereizt-
heit, Nervosität und Depressionen auf. Das sind alles typische Beschwerden im Klimakterium.
Die tägliche Tagesdosis von Vitamin D sollte bei 4000 bis 5000
Einheiten liegen. Lebertran erfüllt diese Bedingung ausgezeichnet
(Firma Lamotte, unbelastet), in Verbindung mit Vitamin E ...
1 Eßl. täglich, gut gekühlt, ist also eine sehr gute Sache. Hat man
stets genügend Vitamin C, ist dies der beste Schutz vor einer *Vit-
aminüberfütterung.* Sollten Sie auf Tabletten zurückgreifen, nehmen Sie bei Vitamin C unbedingt die Acerolakirsche. Sie besitzt
das meiste *natürliche* Vitamin C (Bezugsquelle am Ende des Buches). Ascorbinsäure wiederum wäre schädlich für den Körper,
setzt er diese doch in Oxalsäure um. In dem Buch von Karl. O.
Gläsel: »Heilung ohne Wunder und Nebenwirkungen« können
Sie mehr darüber lesen.
Aber auch die »kühlende« Hirse sollte oft gegessen werden. Wegen der vielen Kieselerde ist sie sehr gut für den Knochenbau.
Nimmt man viel saure Kost zu sich, erhöht sich auch der Vitamin-
bedarf erheblich. Eine empfehlenswerte Kontrolle für Sie: Mit
dem Indikatorpapier (Teststreifen 5,2 bis 7,4, Bezugsquelle am
Ende des Buches) können Sie Ihren Urin täglich selber überprüfen und daran feststellen, ob Sie sich *basisch ernährt* haben.
Außerdem ist es gerade im Alter sehr wichtig, zwei bis drei Liter
Flüssigkeit zu sich zu nehmen.
Während der Wechseljahresbeschwerden leidet man auch sehr
häufig unter Blähungen und Verstopfung. Das hängt ebenfalls
mit richtiger Ernährung zusammen. Stellt man diese um und trägt
das Ano-Röhrchen, kann man diese Verdauungsstörung sehr
schnell wieder in den Griff bekommen. Der Ano wird nur nachts
getragen und sorgt dafür, daß zwischen 50 bis 80 Liter Gase aus
dem Körper entweichen können. Es ist eine Art Darmpessar und
kinderleicht zu handhaben. Er ist bei Leberstörungen und Im-
munsystemstörungen einsetzbar. Er wirkt außerdem blutreini-
gend. Der Ano ist ca. 5000 Jahre alt, wurde um 1894 wiederent-
deckt, um dann nochmals für lange Zeit vergessen zu werden. Wir
haben ihn sozusagen aus der Versenkung geholt (Bezugsquelle
am Ende des Buches).
Laut Anleitung der Schulmedizin essen wir uns also krank! Und

wenn wir schon an Osteoporose leiden, werden wir durch falsche Hinweise noch tiefer hineingedrückt. Wäre es nicht so, hätten wir keine Knochenprobleme mehr. Auch der angebliche Witwenbukkel wird angegessen!

Richtige Ernährung erspart Arzt- und Apothekenbesuch!

Bei uns ist alles auf den Kopf gestellt ist, denn Krankheit wird belohnt, Gesundheit bestraft. Haben Sie schon mal erlebt, daß der Kollege mehr Gehalt bekommt, weil er für den kranken Kollegen mitgearbeitet hat? Haben Sie schon mal gehört, daß gesunde Mitarbeiter Kur und Urlaub erhalten, weil sie sich die ganze Zeit gesund erhalten haben? Sozusagen aus Anerkennung?

Kranksein ist doch soooo schön! Man bekommt Besuch, Blumen und Zuwendung! Nur eines bekommt man darüber nicht, seine Gesundheit zurück. Außerdem steigen die Krankenkassenbeiträge ins Uferlose. Und wer muß sie aufbringen? Der gesunde Mensch!

Ein Raucher im Betrieb geht durchschnittlich sechsmal eine Zigarette rauchen. Er hat einen eigenen Raum dafür zur Verfügung gestellt bekommen. Rauchen und zurück zum Arbeitsplatz gehen machen zehn Minuten aus. Mal sechs bedeutet also eine ganze Stunde, die der Raucher nicht arbeitet. Bekommt der Gesunde einen Extraraum? Bekommt er eine Stunde vom Arbeitgeber geschenkt?

Denken Sie mal darüber nach!

Das Buch befand sich schon in Druck, da hatte ich folgende Eingebung. Inzwischen weiß ich längst, unser Körper macht nie einen Fehler.

Die Schulmedizin behauptet, durch die Wechseljahre bedingt würde der Frauenkörper weniger Kalzium produzieren. Da auch Männer in die Wechseljahre kommen, müßte dort ebenfalls ein starker Kalziumabfall nachzuweisen sein, so wie bei unseren Tieren. Dem ist aber nicht so.

So kam mir folgende Eingebung: Daß der Körper *absichtlich* mit einem Überschuß an Kalzium aufhört, weil wir uns dann nicht mehr im gebärfähigen Alter befinden und wir Frauen deswegen nicht mehr so viel Kalzium brauchen. Ein ganz normaler Vorgang? Vom Schöpfer so angelegt. Somit ist eine »echte« Osteoporose gar nicht gegeben.

Erst nachdem die Schulmedizin die Knochendichte messen kann, »fand« sie sozusagen eine »neue« Krankheit?

Leiden trotzdem Menschen unter der Brüchigkeit ihrer Knochen, dann nur, weil sie die ganze Zeit falsche Nahrung zu sich genommen haben. Wieso es dazu kommen muß, habe ich ja schon ausführlich beschrieben. Eiweiß ist der Auslöser einer »erfundenen« Krankheit mit Namen Osteoporose.

Wäre meine These nicht richtig, müßten *alle* Frauen, Männer und Tiere in den Wechseljahren brüchige Knochen bekommen. Bevor Sie, liebe Leserin, also weiter Ihre Hormone schlucken, sollten Sie mal darüber nachdenken, was ich geschrieben habe.

Eiweiß, Gesundheitskiller Nummer 1?

Lieber Leser, denken Sie jetzt nicht, ich gehe zuweit? Wie kann Eiweiß Gesundheitskiller Nummer 1 in unserer Bevölkerung sein, wo doch sämtliche Ärzte und Wissenschaftler der Welt propagieren, daß Eiweiß sehr gesund ist, aber wir das Fett meiden müssen? Wenn wir das befolgten, würden wir hübsch gesund bleiben! Nicht wahr, das hört man doch ständig im Fernsehen. Ein Stück Fleisch, ein Stück Lebenskraft! Haben Sie sich andererseits nicht auch schon darüber amüsiert, daß Vegetarier auf Dauer ebensosehr krank werden, wie auch Anhänger anderer Ernährungsrichtungen. Vorschläge aus der Vollwertküche überfluten im wahrsten Sinne des Wortes die Welt. Aber oftmals werden diese Menschen noch früher krank als der Normalesser. Die Schadenfreude ist sogleich zur Stelle.

Oft erzählt man uns auf Vorträgen: »Da lebe ich nun schon seit vielen Jahren vegetarisch und bin krank, und mein Nachbar ißt weiterhin Fleisch und bleibt gesund. Warum? Ist das nicht doch alles Quatsch, was einige gute Ärzte uns beibringen wollen, daß man mit richtiger Ernährung gesund bleibt? Wem sollen wir denn jetzt überhaupt noch glauben?« So und ähnlich jammern sie los.

Schwimmen wir also gegen den Strom! Eiweiß ist gesund, sagen alle Wissenschaftler der Welt. Viel Eiweiß ist noch gesünder! Leider haben wir aber fast nur noch kranke Menschen. Im Vorkapitel haben Sie ja schon lesen dürfen, wie die Osteoporosepatienten verarscht werden.

Wollen Sie zur Wahrheit, müssen Sie immer gegen den Strom schwimmen. Nur so kommen Sie, lieber Leser, auch zur Quelle. Und das haben wir, Dr. Hoffmann und ich, auch getan! Wir wußten von Anfang an, irgendwo ist ein Denkfehler. Irgendwo haben sie alle nicht recht. Also graben wir mal weiter. Die Wahrheit muß doch vorhanden sein!

Was ist jetzt in diesem Kapitel die Quelle? Ganz einfach, unsere Muttermilch! Der Schöpfer hat uns so ausgestattet, daß wir unsere Kinder, wie die Tiere in der Natur, selber großziehen können. Ein Richtwert muß also Eiweiß in der Muttermilch sein? Sie werden erstaunt sein, es sind nur 1,5% Eiweiß in unserer Muttermilch. In der Kuhmilch befinden sich aber schon 3,5% Eiweiß.

Warum ist in der Muttermilch so wenig Eiweiß? Muß davon nicht ein Mensch wachsen und gedeihen. Hat sich der liebe Gott vielleicht vertan? Im Leben nicht. Wenn sich einer mal wieder irrt, dann sind es eher die Wissenschaftler, die mal angeblich alles wieder besser wissen. Mit der Kuhmilch werden die Menschen doch immer größer gezüchtet, der Verstand bleibt auf Dauer auf der Strecke. Betrachten Sie doch mal eine Ritterrüstung. Sie werden erstaunt sein, wie klein unsere Vorvorderen waren. Wollen wir in Zukunft 3-Meter-Menschen haben, oder was?

Warum sind denn jetzt die Vegetarier so krank, da sie doch ihrer Meinung nach das Fleisch und die Wurst meiden? Wieso also sind sie krank und nicht die Gesündesten unter uns? Weil sie gar keine Vegetarier sind! Diejenigen, die sich so nennen, was nehmen sie in der Regel jetzt in Mengen zu sich? Käse, Quark, Joghurt, Kefir, Milch, Molke und so weiter. Ich frage mal ganz höflich an, ist das kein tierisches Eiweiß? Nein? Oder vielleicht doch? Weißes Eiweiß sozusagen? Nicht nur, daß man jetzt statt einer dünnen Scheibe Wurst jetzt eine dicke Scheibe Käse nimmt oder Quark. Es ist ja so gesund! Also die Menge verdoppelt sich nicht nur in der Ernährung, sondern in diesen Produkten ist auch doppelt soviel Eiweiß enthalten. Haben Sie schon mal darüber nachgedacht?

Ein Vollwertbuch nach dem anderen schreibt ab und denkt nicht darüber nach. Sie treiben somit die Menschen in ihr Unglück, da sie nicht genau Bescheid wissen. Sie denken noch nicht mal darüber nach, daß die Menschen nach dem siebten Lebensjahr gar kein Lab mehr zur Verfügung haben. Ebenso wie die Tiere benötigen wir nach der Säugezeit kein zusätzliches Eiweiß mehr, zumindest nicht so viel, wie die Wissenschaft uns einzubleuen versucht.

Wenn ich Ihnen sage, essen Sie viel Zucker, dann sagen Sie mir sogleich, das ist aber furchtbar ungesund. Wenn ich Ihnen vorschlagen möchte, essen Sie viel Kohlehydrate, dann sagen Sie auch sofort, das ist ungesund. Wieso soll denn jetzt auf einmal viel Eiweiß gesund machen?

Alles konzentriert sich auf das Eiweiß, denn Fett sei angeblich gefährlich und produziere alle Krankheiten. Vegetarier meiden doch ganz besonders das Fett! Viele Studien, wie ich zu Anfang aufgeführt habe, haben es schon unendlich lange belegt.

Aber sehen wir doch mal weiter:

In China befinden sich über 500 Millionen Menschen. Täglich essen diese Menschen nicht mehr als 5% tierisches Eiweiß, aber 95% pflanzliche Ernährung, und das seit über 4000 Jahren.

»Bis zum 16. Jahrhundert wurde nur Getreide, Mais, Wurzeln, Gemüse, Kräuter und wenig Fleisch gegessen. Kresse wurde sogar bevorzugt. Unsere Vorfahren waren geistig und körperlich kräftig und konnten ohne Schwierigkeiten Dinge ertragen, die uns völlig überwältigen würden. Aber wie steht es jetzt? Fragt die Ärzte! Sie verkünden uns sofort, daß sich das Menschentum noch nie in einem besseren Gesundheitszustand befunden habe. Sie führen Statistiken an. Von den Menschen vor dem 16. Jahrhundert gibt es keine Statistiken darüber, daß sie sehr alt wurden. Geändert hat es sich im 16. Jahrhundert, als die gesundheitlichen Zustände Europas *durch Schmutz* einer wahren Hölle glichen und eine Menge Krankheiten und Seuchen im Gefolge hatten. Sie wuschen sich nicht, und Unrat blieb in den Häusern, Schlössern und Straßen. Sie wurden dadurch krank. Als man sich reinlich hielt und Abwässerkanäle erschuf (übrigens, es waren wieder Ärzte, die sich dagegen aussprachen und erklärten, wenn man diese baue, würden die Menschen noch kränker), hörten Seuchen und viele Krankheiten auf. *Diese Entwicklung aber ist es, auf die die Ärzte so stolz sind.* Nachzulesen bei Prof. Russek.

Jamila Peiter schreibt: »Aus der irrigen Ansicht, die Milch als lebendige Nahrung anzusehen, entsteht auch die große Täuschung von dem für den Menschen so zuträglichen Kalkgehalt der Milch. Sobald nämlich die Milch vom Milchsäurebazillus angegriffen wird oder mit der Magensäure in Berührung kommt, lösen sich die phosphorhaltigen Gebilde in der Milch und ihrem Eiweißgehalt in ihre Bestandteile auf. Ist nicht genügend Kalk in der Milch vorhanden, um die Phosphorsäure abzubinden, dann greift diese die menschlichen Gewebe an. Kalziumabbau bei Zähnen und Knochen zeigt, daß der Körper mit dem Kalzium aus der verzehrten Milch nichts anzufangen weiß.«

Tja, lieber Leser, haben Sie schon mal daran gedacht, daß, wenn sich ein Loch in einem Ihrer Zähne zeigt, Sie schon lange viele kleine Löcher in Ihren Knochen haben *müssen?* Der Zahn ist die härteste Substanz unseres Körpers! Also müssen die Knochen schon mürbe sein. Mit dem Zustopfen der Löcher beim Zahnarzt beseitigen Sie niemals die *Ursache.*

90 % des Cäsiums bleiben in der Molke. Zu einem hohen Prozentsatz geht die Molke in Schweinemästereien. Aber auch die Nahrungsmittelfabriken brauchen Molke. Molke befindet sich in Schokolade, in Süßigkeiten, Gummibärchen, Knödelpulver, Pürree, Margarine, Trockensuppen, Keksen, Zwieback, Würsten. Es lagert sich also bei uns in den Knochen ab. Das ist sehr gefährlich. Cäsium hingegen meidet Fett und Butter sowie Sahne.

Prof. Wendt, Frankfurt, schreibt auch: »Wenn die Poren der kleinsten Blutgefäße der Organzellen durch Ablagerungen verstopft sind, ist der Ernährungskreislauf behindert. Die Ablagerungen bestehen vorwiegend aus *Eiweiß.* Darum stehen Herz- und Kreislauftodesfälle bei uns an erster Stelle.«

Schuppen sind eine Ausscheidung von zuviel Nahrung, vor allem Eiweiß und Fett. Ein Überessen von jeglicher tierischer Nahrung bewirkt Störungen in der Niere und Haarausfall am Hinterkopf.

In dem Buch »Orientalische Diagnose» von Michio Kushi durfte ich folgendes Interessantes lesen: »Bei viel Milchprodukten ist folgende Tendenz zu beobachten: Eher sanfter, langsamer Geist, schwerfällige Reaktionen, Hautkrankheiten, Bildung von Schleim und Fett. Herz- und Kreislaufstörungen, Leber-Gallenblasen, Milzprobleme, Störungen der Fortpflanzungsorgane; stärkere Zysten-, Tumor- und Krebsbildung.

Fleisch, Geflügel, Eier.

Tendenz: Eher starrköpfig, eigensinnig, Entschlossenheit, stärker materiell interessiert, scharfe Seinswahrnehmungen, mehr praktische Fähigkeiten, Herz- und Kreislaufstörungen. Dünndarm- und Verdauungsbeschwerden, Tumor- und Krebsbildung.«

Weite Kreise des Volkes glauben bis heute, daß Fleisch dem Menschen Kraft gibt. *Eiweißstoffe* sind in Wirklichkeit die *ungünstigsten, ja schlechtesten* Quellen der Muskelkraft. Fleisch enthält keine Kohlehydrate, also keine Kraftstoffe. 3 % Fett, 75 % Wasser. Das Sattsein nach Fleischgenuß hat mit Kraftgewinn nichts zu tun, sondern rührt von den schwerverdaulichen Fleischfasern her.

Das Pferd erhält Hafer, um Kraftleistungen zu vollbringen.

Wenn unsere Sportler das wüßten, hätten sie keine Gelenk- und Knochenprobleme mehr. Die Milch knabbert die Knochen und Gelenke kaputt!

Glaesel fand heraus: »Harnanalysen mit verschiedenen Versuchspersonen ergaben übereinstimmend nach Frischkosttagen die bestmögliche Stoffwechsellage. Die Reaktionslage der Ernährung spiegelt sich deutlich im Harn wieder. Auffallend ist der geringe Ammoniakgehalt. Die gleichzeitig ausgeschiedenen Basen reichen aus, um die anfallende Säuren neutralisieren zu können. Man kann daher von einer ausgesprochenen »Nierenschonkost« reden, wenn man diesen Patienten das tierische Eiweiß vorenthält. Die Niere braucht aus Stickstoff kein Ammoniak aufzubauen. Der Körper kommt daher bei dieser Kost mit erstaunlich geringen Mengen Eiweiß aus. Die Eiweißverwertung ist außerordentlich gut und sehr rationell. Der Organismus lernt, Eiweiß einzusparen.«

Fragen Sie doch mal einen Menschen, der nierenkrank ist, ob sein Arzt ihn vor tierischem Eiweiß warnt.

Gelangen nämlich auch viel Eiweißstoffe in den Blinddarm, kommt es zu Fäulnisvorgängen. Eiweißfäulnis ist viel giftiger als die der Kohlenhydratgärung und wirkt lähmend, so daß wir es mit Darmträgheit und Stuhlverstopfung zu tun haben. Glaesel schreibt auch: »Die Erhaltung der geistigen und körperlichen Rüstigkeit bis ins hohe Greisenalter setzt eine günstige Zusammensetzung der Darmflora voraus.«

»Selbst Viehzüchter wissen heute schon, daß ein Übermaß an Eiweißstoffen im Futter Erkrankungen und Leistungsminderung verursachen kann.«

Der Cholesterinspiegel im Körper hat immer etwas mit Eiweißablagerungen und nicht mit einer Verkalkung zu tun. Das wollen die Wissenschaftler uns auch wieder einbleuen. Es stimmt aber nicht. Bedenken Sie eins: »Unser Körper macht nie einen Fehler!« Er ist tatsächlich intelligent. Er paßt sich nur verschiedenen Begebenheiten mühsam an oder versucht es zumindest. Schafft er es nicht mehr, signalisiert er es mit Krankheit.

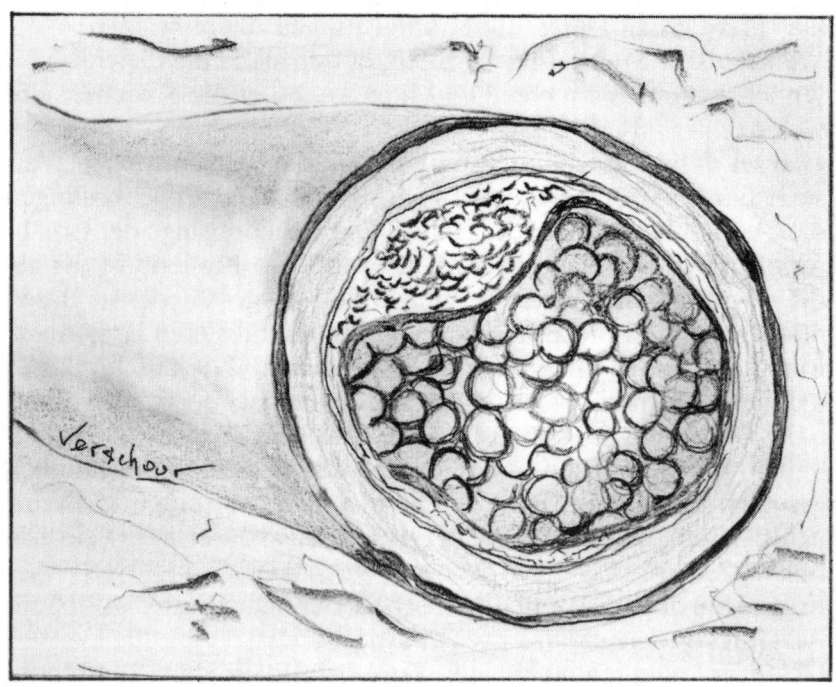

Die Schulmedizin hat tatsächlich die Verkalkung der Gefäßwände »entdeckt«. Sie sind auch da, lieber Leser. Das streiten wir auch gar nicht ab. Sie stürzt sich also auf diese Ablagerung und versucht danach, die Patienten zu »behandeln«. Was tut die Naturmedizin? Sie schaut nach, was unter dieser Kalkablagerung liegt. Und siehe da, sie entdeckte das Eiweiß. Es lagert sich zuerst ab, und damit es dem Körper nicht schadet, legt der Körper als Schutzschicht eine Kalkschicht darüber. Jetzt muß sich aber das Cholesterin durch diese Ablagerungen zwängen, also produziert es immer mehr Cholesterin. Nimmt man also durch richtige Ernährung die Eiweißschicht weg, verschwindet auch die Kalkschicht, und Sie haben in der Folge auch wieder einen normalen Cholesterinwert.

Sie glauben mir nicht?

Nun, was hält Sie eigentlich davon ab, es auszuprobieren? Essen Sie mal vier Wochen lang das, was Ihr Hausarzt Ihnen bei zu hohem Cholesterin vorschreibt. Dann lassen Sie sich überprüfen. Danach machen Sie mal unsere »Diät«. Das Ergebnis wird Sie überzeugen. Hätten wir nämlich unrecht, bräuchten Sie diese »Diät« gar nicht. Ihr Arzt behandelt Sie ja »richtig«. Aber wieso sind Sie dann noch immer krank?

Haben Sie schon mal gehört, daß ein Diabetiker ganz besonders Eiweiß meiden soll? Nein? Ich auch nicht!

Wenn es stimmt und wir ohne Eiweiß nicht überleben können, hätten wir doch alle schon im letzten Krieg und in der Nachkriegszeit sterben müssen. Da gab es verdammt wenig Eiweiß! Erinnern Sie sich noch? Aber was Sie nicht wissen sollen, ist, daß es in dieser Zeit fast keine Krebskranke und Herzinfarkte usw. gab.

Vertrauen Sie ruhig unserem Schöpfer. Er weiß, was richtig und gut ist. Nur ein kleines Beispiel, wie wundervoll seine Planung war, als er die Erde erschuf.

Würde zum Beispiel ein Eskimo Kokosfett zu sich nehmen, müßte er erfrieren, weil dieses Fett wenig Wärme in sich speichert. Würde ein Schwarzer in Afrika hingegen Lebertran zu sich nehmen, bekäme er recht bald einen Hitzschlag, die innere Wärmeentwicklung könnte die äußere Wärme nicht mehr bewältigen. Gut, nicht? Jetzt könnte man aber tatsächlich dieses Wissen für Krankheiten benutzen. Wer bei uns also rasch friert, sollte Lebertran und Distelöl zu sich nehmen. Bei Hitzewallungen aber verwende man Kokosfett, dann kühlt man sich von innen ab. Die Mitte halten Sonnenblumenöl und Olivenöl.

Eiweiß füttert Ihren Krebs! Sie können fast dabei stehenbleiben! Ich möchte noch mal betonen, ich bin keine Fleischgegnerin und ich möchte Sie auch nicht auf »Körner und Salatblätter« trimmen. Ganz und gar nicht. Ich esse auch Fleisch. Warum? Weil ich vor einiger Zeit mal einen sehr wichtigen Satz gelesen habe und fest daran glaube. Es war eine Durchsage von unserem Schöpfer. Jakob Lorber erhielt diese Angaben vor über 100 Jahren. Da steht an einer Stelle folgender Satz: »Glaubt Ihr wirklich, ich habe jedem Tier bei seiner Erschaffung das Wissen mitgegeben, was es zu sich nehmen muß, und den Menschen dieses Wissen nicht mitgegeben habe? Glaubt Ihr das wirklich? Ihr könnt auch Fleisch zu Euch nehmen, aber in Maßen und so wie es in Eurer Bibel steht. Glaubt doch nicht, daß der Mensch durch ›Zufall‹ von Wurzeln und Nüssen abkam.«

Sehen Sie, lieber Leser, darin liegt nämlich auch der große Denkfehler vieler Leute, die eine Richtung ohne Fleisch einhalten. Ich habe mir schon immer überlegt, daß, wenn sie recht hätten, die Menschheit doch gar nicht mehr bestehen dürfte! Stellen Sie sich einmal vor, Sie füttern Ihr Pferd ab sofort mit Fleisch. Es ist ja ein Pflanzen- und Körnerfresser, also würde es sofort krepieren. So wäre es auch mit uns Vorvorderen geschehen.

Vor vielen zigtausend Jahren fraß ein Spatz schon seinen Regenwurm und das Reh äste vergnügt vor sich hin. Wenn wir uns hinsichtlich Ernährung an die Bibel hielten, hätten wir keine Krankheiten. An Gott sollen wir nicht glauben, empfiehlt uns die Wissenschaft; aber an ihre Lehren, obschon diese alle 10–20 Jahre ihrer Theorie widersprechen muß.

Das Wissen paßt leider nicht in unsere Wirtschaft hinein, daß Eiweiß Gesundheitskiller Nummer 1 ist. Wenn ich Ihnen sage, Fett ist schlimm, dann kaufen Sie Fleisch und schnippeln das Fett weg. Fertig. Es gibt inzwischen schon Studien, die anzeigen, daß man krank wird, wenn man zuwenig Fett zu sich nimmt. Alles wird ja auf »fettarm« getrimmt. Um die Wahrheit zu verschleiern und vom Thema »Eiweiß« abzulenken? Ich weiß es nicht. Auf alle Fälle möchte ich nochmals betonen, wir können auch Fleisch essen. Dann aber in Maßen. Wann und wie man es tun soll, werden Sie später in diesem Buch lesen dürfen.

Ich werde auch einen Metzger zu Wort kommen lassen. Lassen Sie sich also überraschen.

Immer wieder werde ich gefragt: »Was essen Sie denn selbst?«

Ich esse auch Fleisch, aber meide unbedingt alle weißen Eiweiß-produkte. Nur Butter und Sahne esse ich.

Säure-Basen-Haushalt, was ist denn das?

Bevor Sie mit der Kocherei beginnen, müssen Sie noch etwas über den Säure-Basen-Haushalt erfahren, denn darauf sind alle unsere Rezepte abgestimmt.

Als ich das erste Mal damit konfrontiert wurde, glaubte ich sogar, es handele sich um ein ganz neues Wissen. Darin liegt nämlich der Schlüssel zu Ihrer Gesundheit, im richtigen Säure-Basen-Verhältnis.

Sehr schnell stieß ich auf Informationen, daß man schon 1882 um die Gefährlichkeit wußte. Natürlich haben die damaligen Ärzte, die das Sagen hatten, dieses Wissen mal wieder verhöhnt und verspottet.

Dr. Alexander Haig aus England schreibt: »Nachdem ich mein ganzes bisheriges Leben an Migräne gelitten hatte, gab ich im Herbst 1882, an einer erheblichen Erleichterung durch Arzneien verzweifelnd und in der Befürchtung, daß ich sogar ein organisches Leiden habe, den Genuß von Schlachtfleisch auf und aß immer geringere Mengen Eiweiß. Meine Migräne zeigte eine so nahe Verwandtschaft mit der Gicht, daß ich 1886 zur Vermutung gelangte, es möchte die *Harnsäure* das von mir gesuchte Gift sein, und so ging ich denn daran, die Ausscheidung von Harnsäure und Harnstoff zu untersuchen.

Ich fand nun bald, daß, indem ich die Harnsäure veränderte (indem ich wieder viel tierisches Eiweiß zu mir nahm), sich auch die damit verknüpften Symptome änderten, Kopfschmerzen, geistige Niedergeschlagenheit, kalte Körperoberfläche, langsamer Puls. Eine Verminderung der Ausscheidung durch Säuren brachte auch diese Symptome zum Verschwinden, so daß ich es nicht nur in meiner Gewalt hatte, Kopfschmerzen zu erzeugen und zu beseitigen, sondern auch den Arterien und Kapillarkreislauf zu verengen oder zu erweitern, die Pulsspannung zu beeinflussen, die Herzarbeit zu regeln, und so den Kreislauf im Gehirn und in der Haut in den Nieren und wahrscheinlich im ganzen Körper zu ändern.«

Die einzige Krankheit, bei der die Harnsäure damals schon unbestritten in die Kette der Ursachen zugelassen wurde, war die Gicht! Also wußten schon 1886 die Ärzte, wie gefährlich ein Zuviel an Harnsäure in unserem Körper ist, und trotzdem wurde Haig niedergemacht.

Dr. Haig stellte weitere Überlegungen an und fand: »Wenn aber die Harnsäure die Kapillaren in der Weise und in der Ausdehnung beeinflußt, wie sie dies nach meiner Überzeugung tut, so ist es jedermann verständlich, daß sie in gutem und schlimmen Sinne auch die Tätigkeit, die Ernährung und den Zustand eines jeden Organes und Gewebes des Körpers von der äußeren Haut bis zu den innersten Fasern des Rückenmarkes und des Gehirns beeinflussen muß. Und wenn man sorgfältig die Bedeutung der Harnsäure für die Entstehung der Ermüdung und die Art und Weise, in welcher sie die Harnstoffbildung und -ausscheidung steigen und fallen läßt, beobachtet, so wird es wohl niemanden schwerfallen, den großen Einfluß derselben auf den Stoffwechsel des ganzen Organismus zuzugeben.« Haig schrieb schon damals: »Wo immer die Wissenschaft die Nährkraft der Fleischnahrung prüfte, gelangte sie zu höchst überraschenden Resultaten, die jedoch zugleich für die Fleischgläubigen eine so bittere Enttäuschung bedeuteten, daß sie nichts von der Wissenschaft wissen wollten.«

Über vierzigjährige Forschungen an sich und anderen Patienten haben Haig zu einem Experten in Sachen Harnsäure gemacht. Er fand also schon heraus, daß, wenn der erste Gichtanfall auftrat, sich an einem Knorpel oder an einem Gelenk der erste Harnsäureknoten bildete.

Er stellte auch fest, daß das Gewebe Harnsäure speicherte. Ja, es kam immer wieder vor, daß man weder im Blut noch im Urin Harnsäure feststellte. So glaubte man anfangs, der Mensch sei gar nicht übersäuert. Als er die Harnsäure im Gewebe entdeckte, machte er zugleich eine weitere interessante Entdeckung, und zwar folgende: Wenn im Gewebe schon viel Harnsäure gelagert war, so konnte eine einzige frische Frucht am Ende einer Mahlzeit mit ihrem Basenüberschuß den Erfolg der Säureüberschüsse bei der Klärungsarbeit vereiteln. Mit dem Basenüberschuß wurde also die Harnsäure zurück ins Blut geschoben, hemmte somit die Zirkulation in den Verdauungsorganen, und so war die schönste Verdauungsstörung da.

Weiter erfuhr er auch: »Ein einziges Mittagessen ohne Eiweiß bringt bei vielen Menschen Schwäche und Mißbehagen, da sogleich da und dort ein kleiner Damm einbricht und die Harnsäure zum Blute zurückströmt. Unter diesen Umständen ist es nur natürlich, daß die Menschen, denen so etwas passiert, denken müssen, Fleischnahrung sei die Quelle ihrer Kraft und Gesundheit.

Viele Studien brachten dann das Ergebnis, daß der Harnsäurestrom aus den Geweben ins Blut zum Stillstand kam, sei es durch bestimmte Medikamente oder eine säurereichere Diät. Diese drückte also die Säure wieder gewaltsam zurück. Also fühlt man sich vorher erst viel besser, begreift aber nicht, daß man im Gewebe ganze ›Ablagerungsperioden‹ gleichsam einem Jahresring von Harnsäure besaß.«

Nur wenn Sie übersäuert sind, sind Sie krank, haben Sie Schmerzen. Deswegen sind wir auch in der Lage, durch richtige Ernährung die Menschen schmerzfrei zu bekommen. Wenn Sie basisch sind, haben Sie auch eine gesunde Psyche. Ein gesunder Körper kämpft gegen den Feind Krankheit erfolgreich an.

Sie glauben, das ist zu kompliziert? *Iwo,* es gibt sogar ein Mittelchen für den Laien, der sofort täglich überprüfen kann, ob er sich sauer oder basisch ernährt. Er kann sogar damit auch seine Speisen überprüfen. Es ist ein Indikatorpapier. Bezugsquelle am Schluß des Buches. Ganz ausführlich haben wir dieses Thema in dem Buch »Gesundheit fast zum Nulltarif« sowie »Nahrung für deine Seele« beschrieben.

Womit übersäuern wir uns eigentlich?

Da alle Eiweißüberschüsse einer Nahrung sehr schnell verbrannt werden, liefert eine eiweißreiche Nahrung relativ große Mengen solcher Säuren. Es ist dies eine der großen Gefahren der eiweißreichen Kost, welche während des verflossenen halben Jahrhunderts unter dem Eiweißdogma der Menschheit stets so warm empfohlen wird. Diese starken Säuren dürfen im Bereiche des Lebens, in den Zellen und in den Säften nicht ungebunden vorhanden sein. Sie würden wie scharfe ätzende Gifte wirken, alle Stoffumsetzungen stören und vernichten das natürliche Zellenleben.

Es ist die Aufgabe der Basen, dies zu verhindern, dadurch daß sie im Augenblick des Entstehens die Säuren neutralisieren, sich mit ihnen verbinden. Je mehr Säuren entstehen, um so mehr Basen müssen dasein. Das heißt also im Klartext, wenn Sie eine Tasse Kaffee trinken wollen, dann müssen Sie zum Ausgleich vier Tassen chloridarmes Wasser oder Kräutertees zu sich nehmen.

Die immerfort im Stoffwechsel erzeugten Säuren wollen von den Ausscheidungsorganen, den Nieren, den Schweißdrüsen und den Drüsen der Dickdarmschleimhaut sofort ausgeschieden werden. Diese Organe können dies aber nur tun, wenn die Säuren durch Basen neutralisiert werden. Daher verlassen den Organismus mit den Säuren immer entsprechende Basenmengen. Bei einer säurereichen, aber basenarmen Nahrung gerät der Organismus in Not. Es mangelt ihm an Basen, um die Säuren zu neutralisieren. Er verliert immer mehr von seinem kostbaren Basenbestand. In dieser Notlage kann er sich eine Zeitlang dadurch helfen, daß er aus dem zerfallenen Eiweiß eine Hilfsbase bildet, das Ammoniak. Nun wird ein Teil der Säuren mit Ammoniak neutralisiert. Doch zwingt die Bildung von Ammoniak zu vermehrtem Eiweißzerfall, wodurch wiederum mehr Säuren frei werden. Essen Sie also sehr viel Eiweißprodukte wie Fleisch, Fisch, Käse, Quark, Joghurt etc., müssen die Nieren doppelt soviel arbeiten, um diese Produkte in Ammoniak zu verwandeln. Welcher Nierenkranke und Dialysepatient wird schon davon in Kenntnis gesetzt?

Noch spürt der vermeintlich Gesunde nichts. Aber die Säurenot wächst. Es wächst ein steigender Drang nach Reizmitteln heran. Was an Basen in der Kost fehlt, soll durch mehr Kochsalz und scharfe Gewürze gutgemacht werden. So geht es einige Jahre lang. Akute fieberhafte Entzündungsprozesse können zwischendurch ausbrechen und wieder für einige Zeit eine Säurereinigung herbeiführen. Leider pflegt man sich nach solchen Krankheitsanfällen wieder mit einer eiweißreichen Kost, mit Fleisch, Eiern, Käse, Quark, Joghurt etc. zu »kräftigen«. Man hat ja gerade eine »Krankheit« überstanden. Dadurch wird die Säurevergiftung wieder rasch hergestellt.

Durch diese falsche Ernährung entstehen auf Dauer: Verdau-

ungsstörungen, Rheumaanfälle. Auf der Haut bilden sich Furun-
kel, Selbstvergiftungserscheinungen und Reizzustände des Ge-
mütes oder Depressionen entstehen. Ganz besonders die Diabetes, die Zuckerkrankheit, wird dadurch gefördert, aber auch die
Gicht. Das wußte man schon um die Jahrhundertwende, und
doch änderte man nicht die Volksernährung oder wies zumindest
darauf hin. Die Schriften von Haig fanden nur ihren Weg in Fach-
kreisen, und dort wurden sie sehr scharf verurteilt.
Ein großer Überschuß an Säuren ist vorhanden in folgenden
Nahrungsmitteln:
Fleisch aller Tierarten, Eiern, Käse, Quark, Joghurt, Buttermilch,
Milch, Kefir (Butter und Sahne sind Fette und dürfen gegessen
werden).
Die meisten Vegetarier oder Vollwertköstler lassen das Fleisch
und die Wurst weg und überessen sich dann mit dem weißen Ei-
weiß, wie sie das vorher mit Fleisch getan haben.
Ein Mittelmaß an Säureüberschuß findet sich bei:
Körnerfrüchten und Samen, Mehl und Brot, Teigwaren, Nudeln,
Makkaroni, Artischocken, Rosenkohl.
Ein großer Überschuß an Basen findet sich bei:
Wurzelgewächsen, Kartoffeln, fast allen Gemüsearten, auch bei
Blumenkohl, jungen grünen Erbsen und Schnittbohnen, Melonen
sowie Keimlingen.
Wenn Sie eine Tabelle in diesem Buch erwarten, woraus Sie able-
sen können, was wieviel basisch oder sauer ist, muß ich Sie enttäu-
schen. Tabellen helfen Ihnen ganz und gar nicht, wieder selber
nachzudenken. Denn dann wären Sie genauso schlecht dran wie
bei einem Schulmediziner und den Vollwertköstlern. Jeder ist eine
ganz individuelle Persönlichkeit. Mit dem Teststreifen können Sie
sofort herausfinden, was Ihr Körper braucht. Und essen Sie nicht
genau das, was für den Nachbarn gut ist.
Die Schädigungen, die durch Basenmangel entstehen, werden
kaum je wahrgenommen. Aber eines schönen Tages stehen sie da
wie das Schicksal! Die Gesundheit ist angeblich über Nacht dahin. An ihrer Stelle tritt eine chronische Krankheit.

Warum ist der Brottrunk so wichtig?

Wenn ich über den Brottrunk schreiben oder sprechen soll, gerate ich schnell ins Schwärmen. Kein Produkt hat so tiefgreifende Wirkungen auf Ihren Körper, lieber Leser, wie der Brottrunk und das Fermentgetreide. Ich selbst erlebe auch immer wieder Überraschungen mit diesem Getränk. Allen Leuten, denen ich es quasi »verschreibe«, sind wenig später sehr glücklich darüber und sagen es mir unumwunden. Obwohl sie anfangs wie verrückt zetern und behaupten, sie könnten ihn nicht durch die Kehle bekommen.

Auf unseren Tagesseminaren ist der Brottrunk, mit Wasser verdünnt, das einzige Getränk, das man auf dem Büfett findet. Jeder kann ihn sich mischen. Zuerst werden sehr lange Zähne gemacht. Wenn ich aber nach fünf oder sechs Stunden die gleichen Leute frage, wie es ihnen im Augenblick gehe, denn so ein Tagesseminar ist kein Zuckerschlecken, dann merken sie zu ihrer grenzenlosen Überraschung, daß sie sich einfach toll fühlen und kein bißchen müde oder abgespannt sind.

Wenn Sie die Rezepte nachkochen wollen, kommen Sie um den Brottrunk nicht herum. Ich habe ein ganzes Buch mit vielen wichtigen Informationen über diesen Trunk und seine Wirkung auf viele, viele Erkrankungen geschrieben. Es heißt: »Gesundheit fast zum Nulltarif.« Ich möchte Sie bitten, sich dieses Buch zusätzlich zu diesem zu kaufen und zu studieren. Ihr Körper wird es Ihnen danken. Ich verbürge mich dafür!

Sie haben jetzt eine Menge über den Säure-Basen-Haushalt im Körper gelesen. Das Fermentgetreide, ein Nebenprodukt des Brottrunkes, kann durch seine hochwertigen Mineralsalze und Spurenelemente als eine Art Basisernährung wirksame Abhilfe schaffen. Ich betone aber nochmals, nicht das Fermentgetreide selbst hilft Ihnen wieder auf die Beine, sondern *seine Art*, sich der Säure im Körper zu stellen.

Lesen wir doch erst einmal, wie es zu diesem Getränk eigentlich kam.

Herr Kanne schreibt: »Das Geheimnis des Tontopfes.«

»Der Durchbruch gelang mir 1979. Ein Freund hatte mir geraten, die Versuche mit biologisch angebautem Getreide zu machen.

Dazu verwendete ich einen zuvor gründlich gereinigten alten Tontopf. In dem Ton hatten sich im Laufe der Jahre vermutlich verschiedene Stoffe abgelagert. Durch die Milchsäuregärung (hat nichts mit Milch zu tun, auch Sauerkraut hat Milchsäure) trat nun nach außen ein dickflüssiger Schleim auf, regelrechte Schmiere. Für einen befreundeten Professor und mich war dieser simple Vorgang die reinste Offenbarung. Denn es bedeutete, daß die *Getreidesäure* den Schmutz aus einem alten Tontopf treibt. Auf die gleiche natürliche Weise würde sie alle Gifte aus den menschlichen Zellen herausbringen.

So war es auch. Ich ließ die ersten Analysen im Labor von Dr. Balzer machen. Ob der Brotsaft die erhoffte Wirkung hat, konnte ich gleich selbst ausprobieren. Mir ging es zu dieser Zeit gesundheitlich nicht besonders gut. Ein Nachbar hatte zum Schlachtfest eingeladen. Erst wollte ich die Einladung ablehnen, weil ich fürchtete, ich könnte die Würste und Speckpfannen nicht vertragen. Aber dann nahm ich einfach Brottrunk mit, trank ihn zwischendurch – und alles bekam mir glänzend.«

Das Wort Fermentgetreide bedeutet »vergärtes Getreide« (Fermentgärung). Bei dem Gärvorgang verändern Kleinstlebewesen wie Milchsäurebakterien das Produkt und wandeln es um. Es entstehen dabei *neue Stoffe*, auch Vitamine und Säuren, wobei aber die Milchsäure eine besondere Stellung einnimmt, nicht zuletzt deswegen, weil sie auch im menschlichen Organismus gebildet wird. Der Brottrunk hat säureresistente, lebendige Bakterien, die den Magen-, Dick- und Dünndarm lebendig durchsetzen.

Mikroorganismen sind für unser Leben unentbehrlich. Brottrunk regt nicht nur Ihren Stoffwechsel an. Unsere roten Blutkörperchen leben nur vier Monate. Jede Sekunde werden $2^1/_2$ Millionen Blutkörperchen neu gebildet. Bringe ich also meinen Stoffwechsel in Ordnung, schaffe ich jede Krankheit aus meinem Körper. Die beiden Bilder von der jungen Frau sagen alles. Sie hat viele Jahre mit ihrer Erkrankung leben müssen. Niemand konnte ihr helfen. Dann lernte sie den Brottrunk kennen und nahm ihn innerlich und auch äußerlich, sie stellte ihre Ernährung um, und wenige Monate später hatte sie dann das »Ergebnis«. Sie können sich wohl vorstellen, wie glücklich jetzt die junge Frau ist. Die dazugehörigen Abbildungen sind zu finden nach Seite 64.

Der Brottrunk und das Fermentgetreide besitzen einfach alles, was Ihr Körper zum Leben braucht. Siehe beiliegende Tabellen.
Wissenschaftler fanden heraus, daß der Brottrunk und die darin enthaltene Getreidesäure eine reinigende Wirkung auf die Zellen ausübt. Sauerstoffnot im Körper entsteht auch durch falsche Ernährung.
Brottrunk hat die Funktion einer abbauenden Säure im Körper. Das heißt, sie holt die alten »Säurejahresringe« heraus und macht Sie so ganz langsam aber stetig wieder »topfit«.
Bitte, besorgen Sie sich das Nulltarifbuch, und Sie haben ein Nachschlagewerk über alle Erkrankungen, von A wie Abführmittel bis Z wie Zähne.
Sie können den Brottrunk innerlich und äußerlich verwenden. Auch in Ihrem Garten, für Ihre Tiere. Sie können sich nie damit *überfüttern!* Nebenwirkungen hat er ganz und gar nicht. Im Gegenteil! Sie bekommen endlich all das zurück, was Ihrem Körper fehlt.
Fangen Sie gleich heute damit an und benutzen den Brottrunk schon mal nur als Essig in Ihrer Küche. Aber es muß der Kanne-Brottrunk sein. Es gibt noch andere auf dem Markt, die leider nicht die gleiche Wirkung haben. Ein Brottrunk ist mit Honig an gereichert, dann gibt es auch einen Brottrunk, der mit Molke »veredelt« wurde. Molke ist aber Eiweiß, darüber wissen Sie ja jetzt schon Bescheid.

Sind Pilze wirklich sooo gefährlich?

Ich spreche hier nicht von Pilzen, die man in der Küche verwendet, sondern ganz schlicht und einfach von »Ihren« Pilzen im Körper. Sie sind nämlich eine tödliche Gefahr. Woher ich das weiß? Das Buch »Tödliche Mykosen durch krankmachende Hefe- und Schimmelpilze«. Eine Antwort der Natur auf Antibiotika, Cortisonmißbrauch und Umweltgifte, von dem Heilpraktiker Walter H. Rauscher geschrieben, hat aufgezeigt, was man uns mal wieder verschweigt.
Rauscher schreibt wörtlich: »Als ich das erste Mal mit den Mykosen und ihren krankmachenden Eigenschaften konfrontiert

wurde, kam mir zum Bewußtsein, welche unheimliche, sich beinahe unbemerkt anschleichende Krankheit in den nächsten Jahrzehnten auf die Menschheit zukommt.

Mykosen werden durch Hefeschimmelpilze ausgelöst. Sie kommen überall in unserer Umwelt und auf der ganzen Erde vor und gehören in das Reich der Pflanzen. Sie führen ein heimliches, von der Umwelt nicht bemerktes Parasitenleben im Organismus von Mensch und Tier.

Solange noch der Hauptstoffwechsel und der pH-Wert des Körpers in der Norm liegt, führen sie dort ein nicht krankmachendes Symbiotenleben.

Der Übergang zur Krankheit erfolgt teils langsam, teils schnell, und in dem Maße, wie sich das biologische pH-Gleichgewicht im Blut zur sauren Seite hin verändert.

Das Erstaunliche dieses Phänomens ist die Tatsache, daß die Mykosen der Wissenschaft längst bekannt sind, daß sie aber von der Medizin wenig beachtet werden. Nur Hautärzte befassen sich mit den Pilzen, die für sich betrachtet, nämlich als äußere Pilze, zu einer kaum mehr beherrschbaren »Pest« geworden sind. In den überfüllten Sprechzimmern sitzen Patienten und ahnen nicht, daß sie ihre Pilze nicht nur zwischen den Zehen und Fingern haben, son dern bereits in ihrem Organismus, wo sie langsam aber sicher ihr zerstörerisches Werk fortsetzen, um sogar tödliche Folgen zu zeitigen, wenn man sie nicht erkennt und ihnen nicht rechtzeitig Paroli bietet.

Ein angesehener Professor, den man auf diese Gefahr hinwies, reagierte mit den bezeichnenden Worten: »Pilze ja, aber dieses Thema haben wir doch längst abgehakt. Pilze gibt es schließlich überall!«

Wie recht und doch gleichzeitig unrecht dieser Vertreter der medizinischen Wissenschaft hatte, zeigt die Entwicklung der Mykosen, die sich in fast sämtlichen Organen einschließlich Gehirn und Knochenmark ausbreiten und, ohne große Symptome zu erzeugen, schon heute zu einer schweren Belastung der Menschheit geworden sind.

Die Magensäure, die beim gesunden Menschen, also ohne Magensäuredefizit, eine fast sichere Barriere für Bakterien und Viren ist, passieren die Hefepilze ohne den geringsten Schaden zu nehmen, denn ihre Sporen werden durch die Magensäure weder angegriffen noch abgetötet. Selbst ein übersäuerter Magen stellt keine Schutzbarriere gegen diese Hefepilze dar. Der Weg in den Dünndarm ist damit frei, und die Hefepilze beginnen, sich dort anzusiedeln. Wieviel Zeit vergehen muß, bis dieser anfangs so harmlos erscheinende Pilzbefall zur entzündlichen Erkrankung, also zur inneren Mykose wird, wissen wir nicht. Vermutlich können Monate und Jahre vergehen, bis die ersten Symptome auftreten. Entscheidend ist immer, in welchem Zustand sich das Immunsystem befindet. Gegenwärtig hat folgende Aussage Gültigkeit: »*Je massiver die Abwehrschwäche, um so dramatischer der Verlauf der Mykose.*«

Warum ich das in einem Kochbuch so ausführlich bringe? Ganz einfach, weil die Mykosen ganz bestimmt etwas mit der Ernährung zu tun haben. Die Patienten werden von der Schulmedizin aber dahingehend nicht aufgeklärt, wie wichtig es für sie ist, daß sie sämtliche Produkte, in denen künstliche Hefe und Zucker sowie Honig enthalten sind, meiden müssen. Wegen der Pilze muß der Brottrunk innerlich wie äußerlich angewendet werden.

Öffentliche Schwimmbäder sind kein Problem mehr, wenn Sie sich Ihre Füße vor und nach dem Schwimmbadbesuch mit Brottrunk einreiben.

Medikamente, von Ärzten verschrieben, die die Leber und den Magen erheblich schädigen, sollen helfen, aber die Ernährung wird keineswegs umgestellt. Damit beseitigt man doch nicht die Ursache, indem man Gifte in den Körper gibt.

Sie kommen nicht darum herum, wenn Sie gesund werden wollen, die Ernährung zu ändern. Darum ist dieses Buch auch für Hypochonder nicht geeignet! Sie könnten aus *Versehen* gesund werden. Und das wollen sie ja ganz und gar nicht. Dann haben sie ja nichts mehr zu jammern!

Menschen, die krank sind und nicht ihre Ernährung drastisch ändern, haben unser Mitleid nicht verdient. Sie *wollen* krank bleiben. Wenn ich gesund werden will, tue ich einfach alles. Wie mir mal eine Patientin am Telefon sagte: »Und wenn Sie mir, Frau Friebel, sagen, Vogeldreck in der Dachrinne hilft mir, dann hole ich mir eine Leiter und steige hinauf und kratze ihn ab.«

Mikrowelle? Nein, danke!

1986 warnte ich schon in meinem Buch »Essen Sie gern Tapeten-kleister?« vor der Mikrowelle. Damals wußten wir schon, wie gefährlich die Kost aus der Mikrowelle ist. Eine schweizerische Zeitung berichtete dann über dieses Buch und auch darüber, was ich über die Mikrowelle geschrieben habe. Daraufhin setzte sich eine Weltfirma mit der Redaktion in der Schweiz in Verbindung und wollte, daß ich alles widerrufe, andernfalls würde ich von dieser Firma verklagt werden. Man sandte mir diesen Brief zu. Und wie es der Zufall mal wieder wollte, erhielt ich einen Tag danach Informationen ganz anderer Art über die Mikrowelle. Denn trotz hohem technischen Aufwandes findet bei jeder Benutzung eine Leckstrahlung statt. Dies steht auch in jeder Anleitung einer Mikrowelle. Man erklärt aber, diese Leckstrahlung sei so gering, also bräuchte man sich nicht darum zu kümmern. Seinerzeit schrieb ich also sehr freundlich an die Firma zurück: »Wenn Sie es wünschen, dann werde ich in der nächsten Auflage des Buches auch von der Leckstrahlung berichten.« Sie haben sich nie mehr gemeldet.

Das war also 1986. Ich habe nicht aufgehört, auf jedem meiner Vorträge über die Mikrowelle eingehend zu berichten. Da der Slogan der Werbung ständig sagt: »Brauchen Sie die Mikrowelle, und Sie sparen Zeit«, kann ich es mir nicht verkneifen, den Leuten zu sagen: »Ja, Sie sparen tatsächlich Zeit – aber Lebenszeit!«

Niemand bei uns kann behaupten, er habe nicht gewußt, wie gefährlich die Mikrowelle ist. Es stehen immer wieder Berichte in der Zeitung. Seit Jahren befinden sich auch Bücher wie »Mikrowelle, die heimliche Gefahr« auf dem Markt.

Seriöse Wissenschaftler haben herausgefunden, was ich schon 1986 gesagt habe: »Nahrung, die im Mikrowellenofen zubereitet wurde, bewirkt unmittelbar nach der Aufnahme *Veränderungen im Blut*, wie sie bei Auslösung eines Krebsprozesses feststellbar sind.« Entnommen aus »Vergleichende Untersuchungen über die Beeinflussung des Menschen durch konventionell und im Mikrowellenofen aufbereitete Nahrung« von Dr. Bernhard H. Blanc, Institut für Biochemie an der ETH Lausanne, und Dr. Hans U. Herztel, Umweltbiologische Forschung. Die Veröffentlichung dieser Studie zeigt wieder einmal deutlich auf: Unsere Gesetze müssen geändert werden. Es dürfen keine Geräte und Produkte mehr auf den Markt gelangen, bevor deren gesundheitliche Unschädlichkeit nachgewiesen ist.

Vor fünfzig Jahren hat der sowjetische Wissenschaftler A. Gurwitch auf eine solche UV-Strahlung in Zellverbänden hingewiesen. Wegen ihrer biologischen Wirkung, auch Zellteilungen zu beeinflussen, nannte er sie mitogenetische Strahlung.

So bekommt das Produkt z. B. im Mikrowellenherd eine Art Lichtstempel auf die Zellen gedrückt. Wissenschaftler des Max-Planck-Instituts in Stuttgart haben herausgefunden: »Drastische Änderungen des Zellwachstums von Hefezellen bei Bestrahlung mit Mikrowellen konnten somit die russischen Arbeiten bestätigen« (Fröhlichs).

Was ist ein Mikrowellenofen eigentlich? Er ist eine Folge der technischen Mikrowellen-Verwendung im II. Weltkrieg und geht auf ein Patent Spencers 1945 zurück. Die Schädlichkeit der Mikrowelle, vor allem deren thermischer Effekt auf das biologische System wurde schon sehr frühzeitig bekannt. Es bestehen deshalb auch im Zusammenhang mit dem Mikrowellenofen Toleranzgrenzwerte, um der Gefahr unerwünschter Folgen durch Leckstrahlung zu begegnen.

Das Mikrowellenspektrum reicht, wie es die Wissenschaft zur Zeit definiert, von etwa 10^9–10^{11} Hz. Es reicht folglich in seinem langwelligen Teil weit in den Bereich der Radiowellen und in seinem kurzwelligen Teil in den Infrarot-Bereich hinein. Die Mikrowellen umfassen also den Wellenbereich von Radio, Fernsehen, Radar, Satelliten, drahtlosen Telefonen, militärischen Leitanlagen etc. und auch Mikrowellenöfen. »Über die Schädigung lebendiger Systeme durch direkte Bestrahlung mit Mikrowellen besteht eine außerordentlich umfangreiche, wissenschaftliche Literatur. Sie ist so aufschlußreich, daß man sich wundern muß, daß die Anwendung der Mikrowellentechnik nicht schon längst durch eine neue Technik ersetzt worden ist, welche im Einklang mit der Natur ist.« Prof. Dr. Bernhard H. Blanc, Lausanne.

Die Wissenschaftler warnen weiter: »Gene können auf diese Weise durch diese Strahlung auch künstlich verändert werden. Die Zellen werden dabei regelrecht *aufgeknackt* und die Spannungsenergien zwischen äußerem und innerem Zellenraum aufgehoben. Eine so in Mitleidenschaft gezogene Zelle wird somit leichte Beute für Viren und Myzeten. Bei fortgesetzter Streßeinwirkung, unter anderem durch Mikrowellen, wird in der Folge der Reparaturmechanismus unterdrückt und die Zelle gezwungen, schließlich auf Energie-Notstand bzw. anaerobe Atmung umzustellen. Anstelle von H_2O und CO_2 (aerobe Atmung) entstehen unter anderem die Zellgifte H_2O_2 und CO, so wie bei einer Krebszelle. Aus diesem Grund sind Leckstrahlungen aus Mikrowellenöfen so gefährlich. Fast in jedem Land gelten aber diesbezüglich andere Toleranzgrenzwerte. Diese Tatsache zeigt, daß das Problem offensichtlich noch nicht gelöst ist, und dies um so mehr, als wir wissen, daß alle Mikrowellenöfen mehr oder weniger undicht sind und mit *dem Alter erfahrungsgemäß immer noch undichter werden.*«

»Im Gegensatz zur technischen Mikrowelle beruht die Mikrowellenstrahlung der Sonne auf dem Prinzip des gepulsten Gleichstroms. Sie erzeugt keine Reibung in der Materie.

Wissenschaftler haben nachgewiesen, daß der Säuregrad in den Lebensmitteln zunimmt. Die Fettstruktur wird verändert. Die Fettkügelchen schließen sich unter dem Einfluß der Mikrowellen zu Riesenformen zusammen. D. h., die normalen Fettkügelchen-Membranen werden zerstört (ähnlich der Zellmembranen) und unter Einschluß größerer Fettmengen wieder neu erstellt, vermutlich in fortwährender Folge. Der Vorgang ist noch nicht genügend geklärt. Das Produkt wird mit Energie aufgeladen. Die Folsäure nimmt ab. Folsäure ist ein Vitamin der B-Gruppe und ist *unentbehrlich für die Blutbildung.* Die Bewegung der Eisenwerte zeigen bei im Mikrowellenofen aufbereiteten Gemüse im Gegensatz zu allen anderen eine zunehmende Tendenz. Als Ursache dazu könnte eine Hämolyse, als Folge einer Zellmembranschädigung, in Frage kommen.

Die Mikrowellenöfen haben auch etwas mit unserem Elektrosmog zu tun.«

Möchten Sie, lieber Leser, diesbezüglich noch mehr Informationen haben, so können Sie eine wissenschaftliche Arbeit zum Preis von DM 10,– plus Versandkosten bei Dr. Hans U. Hertel, Steinenhof, CH 3135 Wettenwil anfordern.

Tiefkühlkost – Tapetenkleister?

Schon 1985 schrieb ich: »Tiefkühlkost ist reinster Tapetenkleister! Und das sollen wir alle mit Vergnügen essen?«

Vorher hatte ich noch nicht gewußt, daß durch das Tiefgefrieren verschiedene Verbindungen gespalten werden. So wie Wasser zu Eis gefroren Felsen sprengen kann! Dadurch entstehen dann lauter Bruchstücke. Diese Bruchstücke können wir nicht vertragen. Sie schädigen unsere Verdauung. (Amerikanische Studien haben das bewiesen.) Und wie schlimm es sich auswirkt, wenn unser Darm nicht in Ordnung ist, habe ich ausführlich in meinen Büchern »Ich habe Krebs und lebe noch immer« und »Nahrung für deine Seele« beschrieben.

Diese Erfahrung galt für alle Produkte der Tiefkühlkette. Also Gemüse, Fleisch, Mehlspeisen, einfach alles. Auch was man selbst im Garten züchtet und einfriert. Wie gesagt, 1985 habe ich davon erfahren und mich stark in Sachen Tiefkühlkost zurückgenommen. Wie furchtbar es war, sollte ich erst 1983 erfahren. Als ich Krebs bekam, setzte ich diese Kost sofort ab. Schon nach einem halben Jahr konnte ich Tiefkühlkost nicht mehr vertragen.

Für Sie, lieber Leser, ist jetzt nur wichtig zu wissen, daß Ihr Körper also für diese Bruchstücke nicht geeignet ist. Diese Bruchstücke des Tiefgefrorenen sind also anders als die, die durch die fermentierte (Verdauung) Zersetzung entstehen! Mit anderen Worten, wir essen täglich Dinge, die unser Körper gar nicht richtig verarbeiten kann. Sozusagen sind sie Fremdkörper! Je mehr man also davon ißt, um so schlimmer wird es auf Dauer.

Denn diese Bruchstücke haken sich an der schwächsten Stelle unseres Organismus fest. Mit anderen Worten, wo man schon eine Schwäche hat, wird diese noch verstärkt! Niemand fragt nach den Enzymen? Was ist damit, wenn man sie einfriert? Vielleicht haben deswegen jetzt so viele Menschen eine chronische Krankheit? Warum hatten wir sie nicht im letzten Krieg, als wir angeblich so viele Mängelnahrung zu uns nehmen mußten? Warum waren wir im Krieg gesünder als heute, wo wir alles essen und trinken können, was uns schmeckt?

Und dann die Vitamine! Die Werbung sagt zwar, die Vitamine sollen sich halten. Das ist auch nicht gesichert. Sie können sich praktisch nur wirklich im Gefriergut halten, wenn sie sogleich verarbeitet werden. Das bedeutet im Klartext 9.00 Uhr ernten auf dem Feld! 9.30 Uhr schon in der Fabrik, waschen, spülen, zerschneiden, einfrieren. Mit jeder Minute nach der Ernte des Gemüses fängt der Zerfallprozeß an. Auf dem Felde beginnt also schon der Zersetzungsprozeß der Vitalstoffe! Es bleiben natürlich ein paar Vitamine vorhanden! Die können auch nachgewiesen werden. Aber doch nicht so viel, wie uns die Werbung vorgaukelt. Aber was außer den Bruchstücken viel schlimmer für uns ist, ist die Tatsache, daß wir mit toten Zellen gefüttert werden. Unsere lebenden Zellen erhalten also tote Zellen.

Ein Fallbeispiel wurde gegeben:
Eine normale Schlangengurke sollte auf Vitamin C untersucht werden. Sie wurde angeschnitten. Der Rest wurde mit Folie abgepackt und eine Nacht im *Kühlschrank* deponiert! Nach einer Nacht war der Vitaminverlust (Vit. C) dieser halben Gurke um 90 % abgesunken. (Studie Münster)

Angefrorene Kartoffeln schmeißen wir fort, weil wir sie nicht mehr mögen. Alles verändert seinen Geschmack, also jegliches Fleisch und Gemüse, das aus der Truhe kommt. Die Firmen wollen verdienen und haben nur ein Interesse daran, ihre Produkte zu verkaufen. Je raffinierter, desto besser. Damit auch jede Hausfrau darauf hereinfällt, wird ihr der Mund wäßrig gemacht, indem man ihr vorgaukelt, wieviel Zeit sie doch jetzt für sich persönlich habe, nur weil sie nicht mehr Gemüse putzen muß.

Wenn Sie Ihre Familie gesund ernähren wollen, meiden Sie die Mikrowelle und die Tiefkühlkost.

Ich suche weiterhin nach seriösen Studien, die aufzeigen, was passiert, wenn tiefgefrorenes Gut in der Mikrowelle erhitzt wird. Vielleicht wird sie mir demnächst in die Hände fallen.

Jedoch fiel mir etwas ganz anderes in die Hände, eine Abschrift von einer Rundfunksendung. Der Südwestfunk – Landfunk Mainz – sendete am 24. 08. 1989 eine Sendung zum Thema »Futter für Faule – Fertiggerichte machen Furore«.

Als ich mir die Abschrift durchlas, war ich hocherregt. Zuerst war ich erstaunt darüber, daß ein Sender den Mut hat, so etwas zu bringen. Ich höre sehr viel Radio, aber so eine kritische Sendung habe ich hier in Münster noch nicht hören dürfen.

Sie ist zu wichtig, als daß sie für alle Zeiten »ungehört« bleibt. Also muß man sie schriftlich niederlegen, um sie vielen Menschen zugänglich zu machen, sagte ich mir. Gesagt, getan. So einfach ist das ja nun auch wieder nicht. Zuerst brauche ich ja die Rechte der Rundfunkanstalt, damit ich diese Niederschrift bringen darf. Zitternd und zagend wählte ich also die Nummer vom Südwestfunk und landete auch sofort richtig beim Landfunk. Ich war ziemlich erstaunt, als der Redakteur der Sendung hocherfreut war, daß ich das tatsächlich wolle. Er würde sich persönlich darum kümmern, wurde mir am Telefon mitgeteilt. Gottes Mühlen mahlen langsam, und die Behörden, so etwas ist ja auch eine Rundfunkanstalt, in der Regel auch. Zumindest die, die ich bis jetzt kontaktierte, haben mir nie eine Antwort zukommen lassen. Um so erstaunter war ich dann, als sich schon ein paar Stunden später Frau Binz bei mir meldete. »Ja, ich kann etwas für Sie tun. Bitte, geben Sie mir Ihren Antrag schriftlich herein.«
Ich faxe gleich los.
Am nächsten Morgen lag die Genehmigung auf meinem Schreibtisch. Es gibt doch noch kleine Wunder. Man soll nie zu hoffen aufhören! An dieser Stelle möchte ich all den Mitarbeitern beim Südwestfunk danken, die mitgeholfen haben, daß ich die Genehmigung so schnell bekommen habe.
Lange Rede, kurzer Sinn:
Lesen Sie den Artikel sorgfältig durch und bedanken sich innerlich beim Südwestfunk.

Sendung: Landfunk / Freitag, 18. 8. 89, 11.50–12.00 Uhr /
1. HF-Programm

Anmoderation
Thema heute: Futter für Faule – Fertiggerichte machen Furore
Karin Trappe berichtet:

Text

Wenn ich heute abend nach Hause komme, dann habe ich gerade noch eine Stunde bis zum Tennis. Zuwenig Zeit, um Kartoffeln zu schälen, Salat fertigzumachen und ein Stück Fleisch in der Pfanne zu braten. Also: Ein Griff zur Tiefkühltruhe, da liegt alles drin, was der Hunger begehrt. Hühnerfrikassee in feiner Soße mit Erbsen, Karotten, Spargel und Champignons – tiefgefroren im Kochbeutel. Das schaffe ich selbst in der kurzen Zeit. Und – mit diesem Essen liege ich voll im Trend. Die Bundesbürger essen immer mehr Teil- und Fertiggerichte, die Zeit und Mühe ersparen. So ist allein der Verbrauch von tiefgekühlten Teil- und Fertiggerichten immens gestiegen: Von 600 Tonnen 1961 auf heute über 256 000 Tonnen.

Den guten Appetit, den wünschen sich heutzutage immer seltener Vater und Mutter, Frau und Mann, Freunde oder Kinder – durch die wachsende Zahl der Ein-Personen-Haushalte sind es vielmehr die Hersteller von Fertiggerichten, die wortlos und mit dem Gemisch ihrer Kompositionen den Kunden guten Appetit wünschen. Neben den Singles sind die durch Freizeitstreß Geplagten und die Doppelverdiener die Hauptkunden der Fertiggerichte. Echter oder vermeintlicher Zeitmangel ist der wichtigste Grund, sich nicht selbst an den Herd zu stellen. Es gibt aber auch andere. Die Maggi-Forschung sieht die Apo-Zeit als einen Wegbereiter der Fertigkost:

O-Ton / Sprecher: Werner Eckert

Die jungen Mädchen konnten und wollten nicht mehr in Mutters Töpfe gucken, so daß Erfahrungen über Kochen und Ernährung auf der Strecke blieben. Ein Bedarf für Produkte mit noch mehr »convenience« machte sich bemerkbar.

Text

Convenience – das heißt Bequemlichkeit, convenience food –, das sind industriell vorgefertigte, vorbereitete Lebensmittel. Eine Eigenschaft, mit der die Hersteller dieser Produkte werben. Gleichbleibende Qualität. Das bedeutet aber auch; immer der gleiche Geschmack, immer das gleich Rezept. Nicht nur die Phantasielosigkeit unterscheidet die Fertiggerichte von den eigenen Kochkunstwerken: *Konservierungsstoffe* für die Haltbarkeit, *Aromen* für den besseren Geschmack und *diverse Zusatzstoffe* werden am eigenen Herd nicht benötigt. Lediglich die nackten Rohstoffe wie Gemüse, Fisch und Fleisch sind erst mal identisch. Auszug aus einer Informationsbroschüre der Firma Maggi:

O-Ton / Sprecher: Werner Eckert
Größten Wert legen wir darauf, daß der Rohstoff frisch bei voller Erhaltung seiner natürlichen Bestandteile verarbeitet wird, in möglichst gleichbleibender Qualität zur Verfügung steht und einen hohen Grad von Verarbeitungsneigung aufweist.

Text
Die *Verarbeitungsneigung*, also der möglichst maschinenfreundliche Rohstoff, ist für die Herstellerfirmen ein wichtiges Kriterium. Wohin dies führen kann, offenbart eine Studie der Firma Nestle mit dem Titel »Mensch und Ernährung 2000«.

O-Ton / Sprecher: Werner Eckert
Die Gentechnologie versucht Pflanzenzüchtungen mit optimierten Eigenschaften zu verwirklichen. Stickstoffspeicherung aus der Luft, weniger Pflanzenschutzmittel, gesteigerte Proteinwertigkeit und neue Geschmackstoffe bedeuten dann eine bessere Rohstoffbasis für hochwertige Produkte.

Text
Die Rohstoffe werden aus der ganzen Welt bezogen, die heimische Landwirtschaft hat nicht den großen Nutzen, wie gerne behauptet wird. Nur knapp *50 Prozent* des Einkaufsvolumens machen bei Maggi zum Beispiel die Bezüge aus der Bundesrepublik aus. Für die lange Haltbarkeit der Produkte werden *Konservierungsstoffe* zugesetzt – ein Verfahren, das die Ernährungsindustrie unabhängig macht von lokalen Erzeugern und es ihnen ermöglicht, ihre Produkte weltweit in gleicher Qualität anzubieten. Mehr noch: Der Zusatz von *Aromastoffen* sorgt für den *gleichbleibenden Geschmack* – und ohne sie würden auch die meisten Fertiggerichte nach nichts schmecken. Zwischen *2500 und 5000*

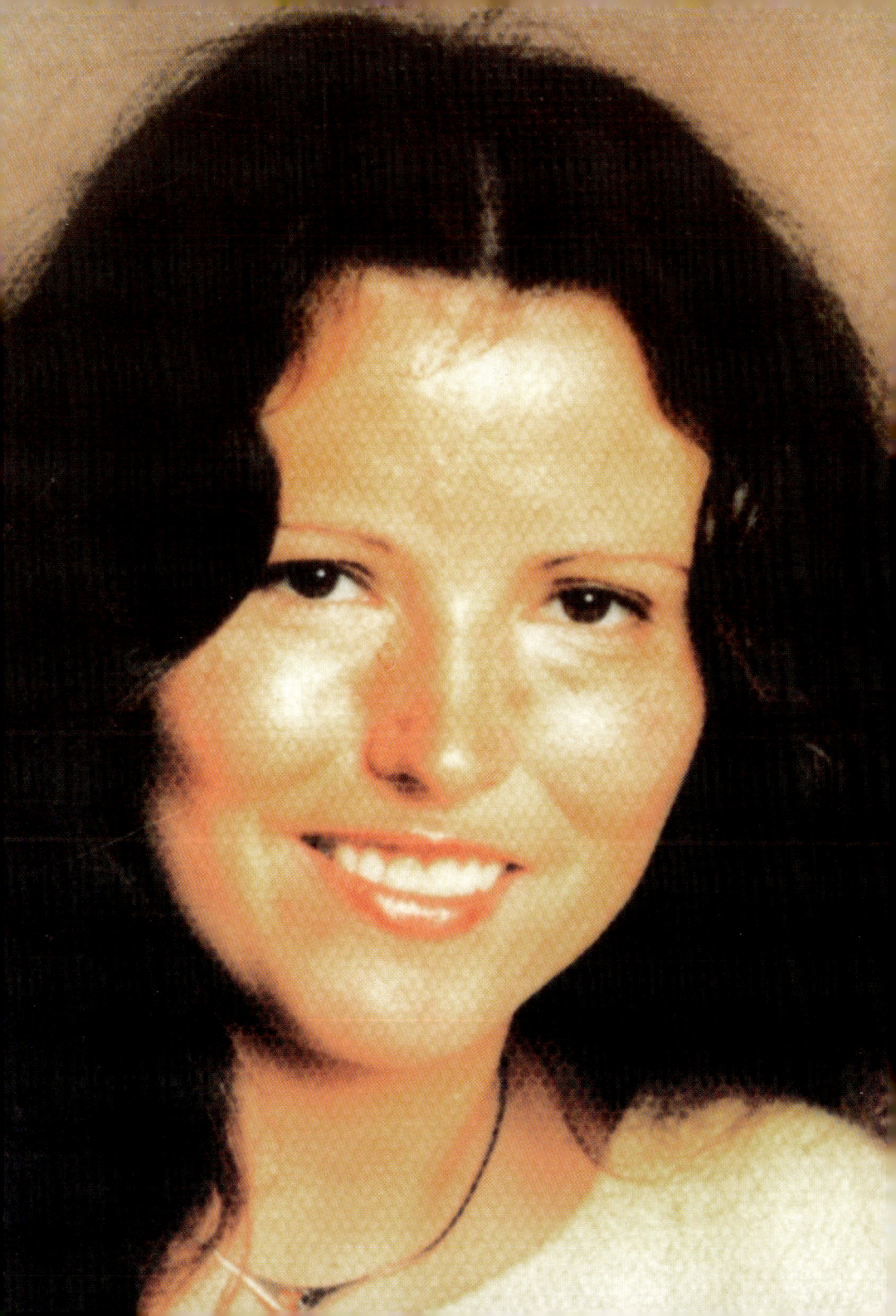

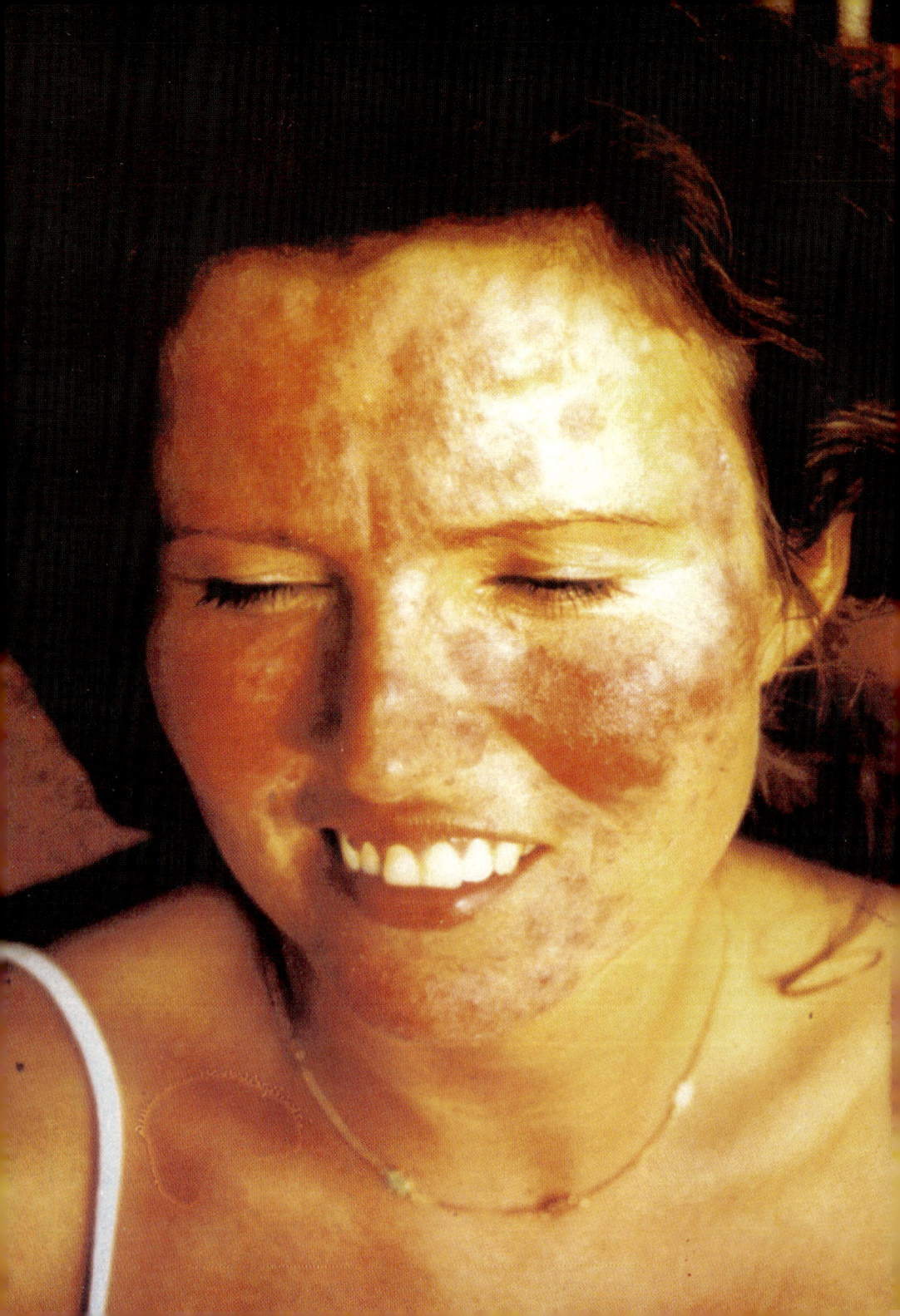

Substanzen dürfen unseren Lebensmitteln zugesetzt werden. Und da ist für jedes was dabei. Zum richtigen Reagenzglas gegriffen, kann aus einem Stück Fleisch ein leckeres Essen entstehen:

O-Ton / Sprecher: Werner Eckert
1,2-Äthandithiol Geschmackscharakter gebratenes Fleisch
2,3-Butandithiol Geschmackscharakter gekochtes Rindfleisch
1,8-Octandithiol Geschmackscharakter fettartig, etwas braten-
                                       artig, geflügelartig,
                                       streng

Text
Die Nahrungsmittelkonzerne beschäftigen für die richtige Geschmacksgebung *Aroma-Ingenieure.* So werden den Lebensmitteln auf kompliziertem Weg vor der Zubereitung die Aromastoffe entzogen, um sie später dem fertigen Gericht wieder zuzufügen. Ein leichtes Spiel dagegen haben die Aroma-Ingenieure beim Kartoffelgeschmack. Und so kann man *Kartoffel chips* vollmundig präparieren: 18 Substanzen machen das Aroma perfekt, doch mit zweien bereits ist das Ergebnis annehmbar.

Ist das Essen erst mal richtig konserviert und hat die passende Geschmacksrichtung, dann geht es noch längst nicht zur Verpakkung. Die chemische Palette ist noch nicht ausgereizt, da gibt es eine Menge Zusatzstoffe. Ein Beispiel von dem Germersheimer Lebensmittelchemiker Udo Pollmer:

O-Ton
Wenn Sie gefüllte Teigtaschen tiefgekühlt an den Verbraucher bringen und dieser Verbraucher erhitzt diese tiefgekühlten Teigtaschen im Microwellenherd, da kann es passieren, daß die ganze Sache platzt, weil das Wasser darin schlagartig verdunstet. Da gibt es zum Beispiel heute Stoffe, die man zusetzen kann, und dann wird das Wasser, das in der Füllung ist, in der Hitze fest. Und erst, wenn das Produkt wieder so weit abgekühlt ist, daß es eine Verzehrstemperatur erreicht hat, dann ist die ganze Sache innen drin wieder flüssig.

Text

Ein anderes Beispiel: *Glutamat*, ein Geschmacksverstärker, der vor allem in Fleischwaren, Gewürzmischungen und Fertiggerichten angewendet wird. Glutamat aber verstärkt nicht nur die Aromastoffe, sondern steigert auch die Eßlust. Das kennen Sie sicherlich auch: Eine Tüte Chips, einmal aufgemacht, wird bis zum bitteren Ende leergegessen. Das ist Glutamat. Damit aber noch nicht genug. Die Experten der Lebensmittelkonzerne sorgen sich auch um unsere Psyche beim Essen: Psycho-Physiker mixen da einiges zurecht. Udo Pollmer:

O-Ton

Man kann nun diese einzelnen geschmacklichen Komponenten genau erforschen und dann dafür sorgen, daß bestimmte angenehme Reizabläufe im Mund stattfinden. Das klingt jetzt ein bißchen abenteuerlich und kompliziert, und die meisten, glaube ich, sind auch der Ansicht, daß sie das sofort erkennen würden, ob da Reizabläufe in ihrem Mund stattfinden. Aber im Prinzip ist es eigentlich nur das, daß wir nachher feststellen, es schmeckt uns oder schmeckt uns nicht.

Text

Das Gefühl im Mund, auch »mouthfeel« genannt, spielt eine wesentliche Rolle und war zum Beispiel auch verantwortlich dafür, daß die ersten *Diätlimonaden* von niemandem gemocht wurden. Den Zucker hatte man einfach durch Süßstoff ersetzt, dabei aber nicht bedacht, daß Zucker nicht nur süßt, sondern auch die Fließeigenschaft des Wassers verändert, es nämlich dickflüssig macht. Das Mundgefühl des Zuckerwassers fehlte den Diätlimonanden, und erst der Einsatz bestimmter *Hydrokolloide* brachte schließlich den Absatz auf Vordermann.

Ein mögliches Beispiel für eine *Instant-Hühnersuppe*:

O-Ton / Sprecher: Werner Eckert

35 g Eiernudeln, eine Spezialanfertigung für Trockensuppen, bilden die feste Grundlage. Damit Geschmack in die Suppe kommt, werden erst mal 6 g Salz zugefügt. Außerdem 5 g Würze, eine

künstliche Brühe aus Proteinhydrolysat, die zum Beispiel durch Auflösen von Fischmehl, Weizenkleber oder Sojaeiweiß gewonnen wird. Den Huhngeschmack bringen dann die 4 g Würzzubereitung mit Huhnaroma. Huhnaroma entsteht aus Cysteinhydrochlorid, einem Extrakt aus *Schweineborsten oder Menschenhaar*. Es wird mit Glycinhydrochlorid, Traubenzucker und Arabinose in Natronlauge bei 95° C leise geköchelt. Geschmacksverstärker, Maisstärke, Zucker und Fett runden den Geschmack ab und sorgen auch für das nötige »mouthfeel«. Ein paar Krümel getrocknetes Gemüse, Antioxidantien gegen den ranzigen Geschmack und der Farbstoff Beta-Carotin sorgen für den vollendeten Geschmack und das richtige Aussehen. Moment – fehlt noch das Huhn, 3 g gefriergetrocknetes Hühnerfleisch reichen aber voll aus für 4 Teller Suppe. Übrigens – eine Hühnersuppe läßt sich natürlich auch aus Hühnerbrühe herstellen.

Text
Von diesen ganzen Inhaltsstoffen weiß der Verbraucher nichts, denn auf der Verpackung müssen zwar die Zutaten stehen, doch was sich hinter dem harmlosen Wort Würze verbergen kann, war ja gerade zu hören. Hier setzt auch die Kritik des Lebensmittelchemikers Udo Pollmer an:

O-Ton
Da gibt es haufenweise lebensmittelrechtliche Bestimmungen, die es dem Hersteller ermöglichen, Dinge nicht anzugeben oder so zu formulieren, daß sie der Kunde nicht durchschaut. Welcher Kunde weiß schon, daß zum Beispiel Gemüse oder speziell Kartoffeln häufig im sogenannten Laugenschäler hergestellt werden, das heißt, man nimmt die Kartoffeln mit Schale und gibt sie in heiße Natronlauge, und dann wird das Ganze mit etwas Spülmittel und Wasser abgeschwemmt. Ich denke, daß der Kunde ein Recht hat zu erfahren, mit welchen Stoffen diese Dinge behandelt worden sind. Der Hersteller ist aber nicht verpflichtet, solches zu deklarieren. Das sind technische Hilfsstoffe, die sind von der Deklaration ausgenommen.

Text

Wer aber würde die Fertiggerichte noch essen, wenn alle Behandlungsstoffe bekannt wären? Schwer abzuschätzen, aber im Zuge des gesunden Ernährens würde der steigende Markt an Fertiggerichten sicherlich nicht so expandieren, wie es die Marktforscher errechnet haben. Sie glauben nämlich, daß im Jahre 2000 die Fertiggerichte von jedem Menschen dreimal in der Woche gegessen werden. Drei Stile, so die Studie »Mensch und Ernährung 2000«, sollen in elf Jahren unsere Ernährungssituation prägen:

O-Ton / Sprecher: Werner Eckert

1. Es lebe die Fertigkost – frei von Konventionen und Emotionen, vielfältig, bunt, modisch, originell, frei von Konkurrenz.
2. Champagner, Hummer & Co. – Eliteanspruch, Kenntnis von Etikette und Etiketten, Demonstration von Kenner- und Könnerschaft.
3. Fitneß ist in – frei von Chemie, gesund, frisch und rechtfertigungsfrei.

Ein ganz außergewöhnlicher Metzger

Herr Stärfl und ich lernten uns wirklich per Zufall kennen. Wie sagte Herr Stärfl zu mir: »Wenn man nicht mehr weiter weiß, schickt der liebe Gott die richtigen Personen zur richtigen Zeit.« So war es auch bei uns. Ich habe Ihnen ja schon gesagt, ich bin keine Fleischgegnerin. An dieser Stelle möchte ich aber gleich vermerken, daß mein Verbot nur für Schweinefleisch gilt. Das ist wirklich zu meiden. Wer sich noch eingehender über die Gefährlichkeit unserer Schweinefleischprodukte informieren möchte, braucht nur das Büchlein von Reckeweg: »Schweinefleisch und Gesundheit«.

Aber kommen wir zu dem außergewöhnlichen Metzger in Bayern zurück. Natürlich interessierte es mich, warum ausgerechnet ein Metzger anfing, ganz neue Wege zu gehen, sich schlau zu lesen. Denn das hat er getan. Ich ziehe den Hut vor dem Wissen von Herrn Stärfl. Er hat sich in zwei Jahren wirklich kundig gemacht und fing dann an, sein Wissen im wahrsten Sinne des Wortes zu

»verarbeiten«. Ich kann ihn guten Gewissens mit Herrn Kanne vergleichen. Ein Bäcker experimentierte zehn Jahre auf eigene Kosten, um dann den Brottrunk der Menschheit zu schenken.

Herr Stärfl hat mir also folgendes erzählt: »1985 war ich zehn Jahre lang schon als Metzgermeister tätig. Ich habe gewurstet, wie man es immer tut, und mir nichts dabei gedacht. Die Hauptsache war für mich, daß die Fleischerzeugnisse von mir so lecker sind, daß die Hausfrauen sie immer wieder verlangen. Doch dann passierte es: Von heute auf morgen wurde meine Ehefrau schwer krank. Sie hatte schwerwiegende Stoffwechselstörungen, hinzu kamen Magenbeschwerden und vor allen Dingen, was sehr schlimm war, Depressionen und Angstzustände. Sie wurde also von heute auf morgen arbeits- und berufsunfähig. Das war für uns sehr schlimm, hatte sie doch bis dahin mir fleißig im Geschäft geholfen. Sie war sozusagen die Seele unseres kleinen Betriebes. Nicht nur, daß sie jetzt krank war, nein, sie mußte sogar mehrere Monate eine Klinik aufsuchen. Die Depressionen und Angstzustände hatten sie in ihrer Gewalt. Können Sie sich vorstellen, was es heißt, zwei Jahre berufliche Zwangspause einzulegen und dazu immer der Gedanke, wird die Frau je wieder gesund?

Das war ja noch nicht alles. Im März 1982 erlitt unsere damals 13 Monate alte Tochter eine schwere, lebensgefährliche Penicillin-Allergie. Die Allergie zeigte sich, man höre und staune, in schweren Verbrennungen am ganzen Körper. Ärzte sagten mir, daß sei eine Überproduktion von Körperwärme. Sie standen ratlos davor und wußten kaum, was zu tun war.

Aber auch das war noch nicht alles. Ich selbst klagte zu dieser Zeit über ungewöhnlich schmerzhaften Hexenschuß, nachlassende Sehkraft und sehr starken Haarausfall sowie totale Energielosigkeit.

Ärztlicherseits konnte man uns dreien fast nicht helfen. Es war eine sehr schlimme Zeit. Frau krank, Kind krank und ich ebenfalls. Für mich waren es »schwarze« Jahre. Man fällt ganz tief und glaubt, nie mehr hochzukommen. Doch man lernt mit der Zeit, schwärzer als schwarz kann das Leben nicht mehr werden. Und wenn man krank ist, hat man auf einmal auch sehr viel Zeit zum Nachdenken!

Ich weiß nicht, wie lange es gedauert hat, bis ich anfing, mir darüber Gedanken zu machen, warum sind wir drei eigentlich so krank geworden? Hatten wir denn nicht alles, was man zum Leben braucht? Essen und Trinken, Wohnung, Kleidung. Essen sozusagen im Überfluß, wir konnten ja alles aus dem Geschäft nehmen, was uns beliebte.

Irgendwann las ich ein paar Artikel, die mich dann aufschreckten. Sollen wir vielleicht die Produkte, die ich selbst hergestellt habe, uns so krank gemacht haben? Dieser Gedanke erschreckte mich zu Anfang maßlos. Ich wollte es jetzt wissen. Ich hatte doch immer sehr gewissenhaft gearbeitet. Wo lag also der Fehler?

So begann ich mit dem Forschen in Sachen Fleisch und Fleischprodukten. Ich wußte, wir bezogen damals unsere Schweine fast ausschließlich von Mastbetrieben, bei denen, wie mir jetzt bewußt wurde, zahlreiche Arzneimittel und wachstumsfördernde Futtermittel großzügig eingesetzt wurden. Wir Metzger wußten, daß die Tiere an Herzschwäche litten, es war wäßriges Fleisch, sozusagen Weißfleischigkeit und ein extrem niedriger pH-Wert (um 5,4 pH). Diese Werte sind ein eindeutiger Beweis dafür. Ja, das war ja noch nicht alles. Zur Verarbeitung dieses Fleisches benötigte ich ja auch noch ein Maximum an Zusatzstoffen in Form von Emulgatoren, Stabilisatoren, Phosphaten und Nitritpökelsalz.

Unsere damalige Hausperle, eine ehemalige Herrschaftsköchin, war stolz darauf, uns fast täglich ein üppiges Schweinefleischgericht zu präsentieren.

Ich fing also mit einer Art Weiterbildung und Nachforschung an. So kam ich sehr schnell zu dem Ergebnis, daß all diese Leiden in unserer Familie in einem unmittelbaren Zusammenhang mit unserer Ernährung stehen mußten. Bis jetzt hatte mich noch kein Arzt darauf aufmerksam gemacht. Was wir aber in großen Mengen bekamen, waren chemische Pillen, Spritzen und Bestrahlungen. Ich weiß nicht mehr, wie viele Tabletten meine Frau pro Tag zu sich nehmen mußte. Es war mit einem Wort erschreckend. Ich selbst war aber auch nicht weniger arm dran. Von unserer Tochter ganz zu schweigen. Als ich mir endlich ein umfangreiches Wissen angelesen hatte, schwor ich mir, beim Neubeginn unserer heutigen Metzgerei im Jahre 1987 diese früheren Ernährungsfehler nicht mehr zu machen.

Durch zahlreiche Bücher, Zeitschriften und Vortragsbesuche

nahm ich also jede Gelegenheit wahr, um mich gründlich weiterzubilden, vor allen Dingen über die Zusammenhänge zwischen Ernährung und Gesundheit. Außerdem analysierte ich Äußerungen von Ärzten, Ernährungsberatern oder Kunden ganz eingehend. Vor allen Dingen dann horchte ich immer ganz besonders auf, wenn man Kranken den Genuß von Fleisch- und Wurstwaren streng verbot.

Somit kristallisierten sich dann folgende Richtlinien bei mir heraus:

1. Meidung von Schweinefleisch.
2. Verwendung von Fleisch aus kontrollierter, artgerechter und heimischer Erzeugung. Längst wußte ich schon, wie gefährlich es war, wenn man Fleisch von streßgeplagten Tieren verwendete. Nahm der Mensch doch all diese Symptome auf. Bei den unter Streß geschlachteten Rentieren hat man herausgefunden, daß das Fleisch sozusagen ungenießbar wird. Bei unseren Tieren (Schwein, Rind, Geflügel) merkt man es nicht so deutlich. Der Mensch merkt es kaum, nimmt aber doch die Symptome (Streß) mit jeder Zelle Tierfleisch in sich auf.
3. Drastische Reduzierung oder gänzliches Vermeiden von künstlichen Zusatzstoffen. Zu meiner grenzenlosen Verblüffung stellte ich bald fest, daß man damit wirklich auch Wurst und Fleischwaren herstellen kann. Im Gegenteil, sie schmeckte jetzt noch viel besser und war bekömmlicher.
4. Weitestgehener Austausch der tierischen Fette gegen Distel oder Sonnenblumenöl zur Vorbeugung gegen Nahrungs- und Umweltgiftrückstände und zur Anreicherung von natürlichem Vitamin E, das ja bei dem Menschen eine ganz besondere Rolle spielt. Wenn die Frauen in den Wechseljahren ihren E-Haushalt in Ordnung hielten, hätten sie erheblich weniger Probleme damit. Vitamin E hält außerdem den Alterungsprozeß auf (»Rostschutzmittel« für den Körper). Vitamin E hat sich auch als guter Strahlenschutz erwiesen. Vitamin E verhindert auch das »Ranzigwerden« von Fettsäuren. E wirkt auch krebshemmend. Vitamin E schützt ganz besonders die Zellmembranen, da es sich an den Fettsäurestellen der Zellwand absetzt.
5. Einsatz von Meersalz als Ersatz für Nitritpökelsalz oder herkömmliches Kochsalz. Besonders das Nitritpökelsalz hatte es mir

angetan. Was ich darüber in Fachbüchern und Zeitschriften lesen durfte, ließ mir die Haare zu Berge stehen. In einer Studie durfte ich lesen, daß ein Amerikaner, der regelmäßig Wiener Würstchen, Schinken oder Salami zu sich nahm, sehr starke Kopfschmerzen bekam. Nach sieben Jahren Pein erkannte endlich ein Neurologe in Kalifornien die Ursache. Nitrit löste die Anfälle jedesmal aus. Nitrit kommt über 80 % in allen Wurstwaren vor. Ich weiß, wovon ich spreche. Früher wurde nur mit Kochsalz gepökelt. Doch dann um die Jahrhundertwende fand man heraus, daß mit Nitritsalz das Pökelfleisch seine schöne rote Farbe behielt. Obschon damals ein Verbot bestand, machte man lustig weiter. Aufgrund zahlreicher Vergiftungsfälle wurde Nitrit 1916 erneut und gleich zweimal ausdrücklich verboten. Jedoch im Ersten Weltkrieg fing alles wieder von vorne an. Es war verheerend. 1934 durfte das giftige Nitrit nur noch als sogenanntes Nitrit-Pökelsalz gehandelt werden, das lediglich ein halbes Prozent Kalium- oder Natriumnitrit enthält. Damit versuchte man, lebensgefährliche Verwechslungen des salzartig schmeckenden Nitrits mit gewöhnlichem Kochsalz zu vermeiden.

Heute werden 95 % Fleisch und Wurstwaren sowie Schinken und Kassler gepökelt. Etwa 70 000 Tonnen Nitritpökelsalz werden jährlich in der Bundesrepublik verwendet. Die Fleischwarenindustrie sagt: »Nitrit schützt vor Vergiftungen.« Das behaupteten sie ganz ernsthaft im Jahre 1979 und 1980, als eine Senkung des Nitrits von Wissenschaftlern aller Länder immer dringlicher gefordert wurde. »Da ging es der Fleischindustrie nicht mehr um die »verkaufsaktive rote Farbe« (Grauschleier verdirbt die Kauflust), wie man das vorher ehrlicherweise nannte, nein, um nicht mehr und weniger als um die Gesundheit des Konsumenten. Man wisse »genau«, daß Nitrit Lebensmittelvergiftungen mit Sicherheit bremst, sagte Wilhelm Kasper, namhafter Vertreter der Branche. Der Wiener Prof. Prändl erzählte dann auch artig »... Nitrit spiele ›eine Hauptrolle bei der Verhütung von Botulismus‹, welches zwar eine seltene, aber lebensgefährliche bakterielle Lebensmittelvergiftung ist.«

Jede seriöse Fachliteratur entbehrt derartige Hinweise. Der Nitratforscher Alfred Petersen wies schon im Jahre 1900 ausdrücklich darauf hin, »daß von einer konservierenden Wirkung nicht die Rede sein könne, die Proben waren nach 30 Tagen, obwohl die Farbe sehr schön war, nicht gut konserviert, sondern hatten einen sehr unangenehmen Geruch.«

Kanadische Wissenschaftler wiesen in der heutigen Zeit nach, daß Nitrit das *Botulismus-Risiko* genausogut erhöhen kann.

1972 und 1973 wurde in Rumänien und Norwegen ein Verbot in Sachen Nitrit ausgesprochen. In beiden Ländern ist seither keinerlei Botulismusvergiftung zu beobachten gewesen, die auf einen Verzehr von verdorbenen Fleischwaren zurückzuführen wäre. Anders aber in unserer Bundesrepublik, alljährlich werden rund 55 Vergiftungen, darunter drei mit tödlichem Ausgang verzeichnet.

Die Kulmbacher Bundesanstalt für Fleischforschung hat herausgefunden, daß ganz andere Maßnahmen viel wirkungsvoller gegen Botulismus sind, z. B. eine hygienische Verarbeitung, kühle Lagerung und vor allem eine Senkung des *Wassergehaltes*, um den Mikroorganismen einfach die Lebensgrundlage zu entziehen. Nitrat und Nitrit hat in unserer Wurst nichts zu suchen. »Nitrit reagiert mit den biologisch wertvollen und oft genug unersetzlichen Sulfhydryl-Verbindungen, die eine wesentliche Rolle bei der Gesunderhaltung des Organismus spielen. Eine Wertminderung des Lebensmittels ist die zwangsläufige Folge, und das um so mehr, als dabei Nitrosothiole entstehen, die mit den krebserregenden Nitrosaminen chemisch verwandt sind.«

Hübsch, nicht? Hat man Ihnen das schon mal gesagt, lieber Leser?

Aber sehen wir doch mal weiter, was Nitrit noch alles in unserem Körper anstellt: »Nitrat und Nitrit gefährden die *Vitaminversorgung* des Organismus, insbesondere Vitamin A und E sind davon betroffen. Würden wir alle genug Vitamin A zu uns nehmen, würde z. B. die Krebsrate sofort um 40 % sinken. Noch andere Folgen davon: »Vitaminmangelerscheinungen, gehemmtes Wachstum und Fortpflanzungsstörungen. Bei Kindern wird eine Schädigung von Enzymsystemen, die verantwortlich sind, für Entgiftungsprozesse und für den Hormonhaushalt befürchtet. Im Rattenversuch war es »möglich zu zeigen, daß sogar sehr geringe Nitritmengen, wie sie zum Pökeln von Fleisch verwendet werden, meßbar physiologische Effekte auf den Stoffwechsel . . . haben können. Das gepökelte Fleisch senkte die Bioverfügbarkeit von *Eisen* und beeinträchtigt damit die Blutbildung der Versuchstiere.«

In den sechziger Jahren waren oft Säuglinge und Kleinkinder Opfer von Nitritvergiftungen. 745 Fälle gab es in Deutschland. Dort waren die Ursachen in der Hauptsache vor allem nitratreiches Gemüse und Trinkwasser, ein Ergebnis rücksichtsloser Stickstoffdüngung.

In Langzeitversuchen stellten sich Schäden bei Versuchsratten wie folgt fest: Veränderungen an den Blutgefäßen sowie zelluläre Schäden in Herz, Lunge, Gehirn, Niere und Hoden. »Sie sind identisch mit denen, die im Menschen beobachtet werden als Folge einer chronischen Nitritvergiftung. Insbesondere verursachen Nitrite ein Ansteigen der *Aggressivität.*«

Nitrit verhindert auch den Transport von Sauerstoff in unserem Blut! Wenn Sie noch mehr darüber erfahren möchten, dann besorgen Sie sich doch einmal das Buch »Iß und stirb« von Eva Kapfelsberger und Udo Pollmer, dtv Verlag.

Ich fing also an, dieses zu meiden, und ersetzte es durch Meersalz sowie 1–2 Gramm Natriumbicarbonat. Dadurch wurden die Fleischprodukte aus ihrem 5,5 Säurezustand bis in den 7,0 Neutralzustand gehoben. Ich habe sogar feststellen können, daß sich das Natriumbicarbonat in dem Fleisch verbraucht und nicht mehr vorhanden ist (nachzulesen in dem Buch von Dr. med. Michael Worlitschek: »Praxis des Säure-Basen-Haushaltes«).

6. Streichung von Geschmacksverstärkern. Ersatz vorerst durch Hefe.

7. Kampf dem Säuregrad von Fleischerzeugnissen: Durch außergewöhnliche Würzkombinationen geringfügigen Salzaustausch gegen natürliches Natriumbicarbonat konnte der Säuregrad zwischen 50 und 80 % reduziert oder sogar neutralisiert werden.

Dann lernte ich die genialen Vorzüge von original Kanne-Fermentgetreide und den -Brottrunk kennen. Seither werden all meine alternativen Produkte mit Fermentgetreide- und zum Teil auch mit Brottrunk und Rübensirup von Kanne hergestellt.

Jetzt entdecken immer mehr Kunden die besonderen Vorzüge dieser neuartigen Produkte. Fast täglich erhalte ich Mitteilungen über die gute Verträglichkeit oder Bekömmlichkeit der Wurstwaren. Was mich ganz besonders freut, ist, daß sogar Neurodermitis-Kinder nach Auskunft zahlreicher Eltern die Rind- und Puten-würstchen ohne Schubwirkung essen können.

Als ich begriff, daß auch künstliche Hefe für den Menschen nicht gut ist – schließlich füttert sie jeden Pilz, auch im Körper eines Menschen –, stellte ich meine Wurstwaren, auch die vegetari-schen, ohne Hefe her. Inzwischen weiß ich, daß viele Menschen in Deutschland schon Pilze in sich haben, und fast kein Arzt macht diese Kranken darauf aufmerksam, daß sie wirklich *künstliche* Hefe meiden müssen.

Ich glaubte, schon eine ganze Menge verändert zu haben, schließ-lich habe ich sehr viel von unserem Heilpraktiker Georg Thurner, unserem Hausarzt Dr. Georg Beer und dem Säure-Basen-Spezia-listen Dr. Michael Worlitschek erfahren.

Dann aber lernte ich Frau Friebel kennen, und wir trafen uns dann in Münster. Von ihr erfuhr ich dann auch noch, daß man den Zucker und den Honig ersetzen soll. Das tue ich, indem ich jetzt den Zuckerrübensirup von Kanne verwende. Sie sagte mir auch, daß Zitrone nicht gut sei. Schließlich ist sie 5000mal saurer als ein Stück Melone. Wir überlegten ziemlich lange, was man da-für nehmen könne und stießen so auf die Acerolakirsche, ein hochgradiges natürliches Vitamin C. Es ist deswegen schon eine wichtige Sache, da viele Menschen unter einem Vitamin-C-Man-gel leiden. Vitamin C kann unser Körper selbst nicht produzieren. Wir müssen es ihm also zufügen. Sie erhalten also durch einen Teil dieser Wurstsorten schon genügend natürliches Vitamin C. Wir diskutierten einen Abend, fast eine ganze Nacht und dann noch einen Tag zusammen. Frau Friebel gab mir auch den Hin-weis, doch auch die Chufas-Nüßli sowie Hirse in meiner Wurst zu verarbeiten, außerdem eine Rotwurst aus Rinds- oder Lammblut herzustellen.

Außerdem erklärte mir Frau Friebel immer wieder, wie wichtig es sei, wenig Eiweiß und nicht weniger Fett zu sich zu nehmen. Das Eiweiß müsse sozusagen »verschwinden«, dann hätte man eine gesunde Sache.

Als Metzger weiß ich, daß Spitzenqualität über 15% Eiweiß, (gesetzlich vorgeschrieben) in sich birgt, mittlere oder einfache Qualität jedoch nur noch 8–10% Eiweiß. Die Sülze hat dann nur noch bis zu 5 % Eiweiß. Durch die Fleischerzeugnisse, die ich herstelle, nimmt man automatisch weniger Eiweiß zu sich, aber natürliches Vitamin C, keine Nitrite und Nitrate sowie keine Hefe. Ich möchte auch noch darauf hinweisen, daß meine Wurstwaren als Fleischbestandteile jeweils zu 100 % Putenfleisch, Lamm- oder Rindfleisch enthalten und nicht 20 % und den Rest Schweinefleisch. Ich stellte Weißwürstchen aus 100 % Putenfleisch her und weiß, daß sie viel bekömmlicher geworden sind. Weißwürstchen werden von mir in Brottrunk eingelegt und brauchen so nicht mehr ultraerhitzt zu werden, um sie zu konservieren. Durch den Brottrunk erhalten die Wurstwaren volle Lebendigkeit.

Liebe Leserin, haben Sie schon mal im Bundesanzeiger gelesen? Nein? Ich bisher auch nicht! Doch jetzt habe ich hier eine Vorlage vom Bundesanzeiger, veröffentlicht 1982. Das Gesetz gilt noch immer. »Leitsätze für Fleisch und Fleischerzeugnisse.« Da wir ja die Verbraucher sind, müßten wir doch in erster Linie auch wissen, was der Gesetzgeber vorschreibt, oder sind Sie anderer Meinung? Dann brauchen Sie jetzt nicht weiterzulesen.

Unter 1.71 steht wörtlich: Als Fleischeiweiß gelten die von geschlachteten warmblütigen Tieren (1.) stammenden Stickstoffverbindungen. Sie ergeben sich aus der Differenz zwischen Gesamteiweiß und der Summe aus Fremdeiweiß und fremden Nichteiweißstickstoffverbindungen.

1.72 Als bindegewebsfreies Fleischeiweiß (BEFFE) gilt die Differenz zwischen Gesamteiweiß und der Summe aus Fremdeiweiß, fremden Nichteiweißstickstoffverbindungen und Bindegewebseiweiß. Eine Differenzierung der Stickstoffverbindungen erübrigt sich, wenn ein gefordertes Minimum an bindegewebseiweißfreiem Fleischeiweiß schon vom undifferenzierten Anteil nicht erreicht wird.

1.73 Bindegewebseiweiß sind die aus Bindegewebe stammenden Eiweißstoffe (vor allem Kollagen, Elastin [Knorpel, Sehnen]).

1.74 Fremdeiweiß ist Eiweiß, das nicht von Schlachttierteilen (1.) stammt (z. B. Eiklar, Milcheiweiß, Sojaeiweiß, Weizeneiweiß).

1.75 Fremde Nichteiweißstickstoffverbindungen stammen nicht von Schlachttierteilen. Sie werden bevorzugt durch Eiweißhydrolyse gewonnen und haben teilweise höhere Stickstoffgehalte als Eiweiß.

76

Eiweißhydrolyse = ist kein Fleisch, der Stoff wird evtl. mit Enzymen gespalten (Anmerk. der Autorin).

Z. B. wird unter der Nummer 2.211.04 Salami Ia, Salami fein Fleischeiweiß nicht unter 14% vorgeschrieben. Mit Zusatz von Fremdeiweiß entspricht es dann einem 17%igen Gesamteiweißanteil.

2.224.1 Bierschinken

Fleischeiweiß nicht unter 12% Eiweiß, hier beträgt der Gesamteiweißanteil ca. 15% usw.

Mit einfachen Worten ausgedrückt, dem Metzger ist vorgeschrieben, wieviel Eiweiß in der Wurst wenigstens enthalten sein muß. Wenn jetzt unser Gesetzgeber endlich begreifen würde, daß Eiweißmast Krankheiten verursacht, müßte er es doch ändern, oder?

Herr Stärfl ist also per Gesetz »gezwungen«, bestimmte Prozente von Eiweiß einzuhalten. In vielen Metzgereien wird der Prozentsatz erheblich höher liegen. Das ist ja nicht verboten. Nur wenn zuwenig Eiweiß in dem Produkt ist, ist das strafbar.

Anbei eine Tabelle, aus der Sie es selbst ersehen könne, daß es auch anders geht. Wurst, die fast ins Basische reicht!

Was noch erwähnenswert wäre, ist folgendes:

Vergleichswerte

■ Plus-Vital *PUTEN-Gelbwurst* mit Sonnenblumenöl

☐ *herkömmliche GELBWURST*(Durchschnittswerte)
mit „nur" tierischem Fett und Schweinefleisch (Kalb)

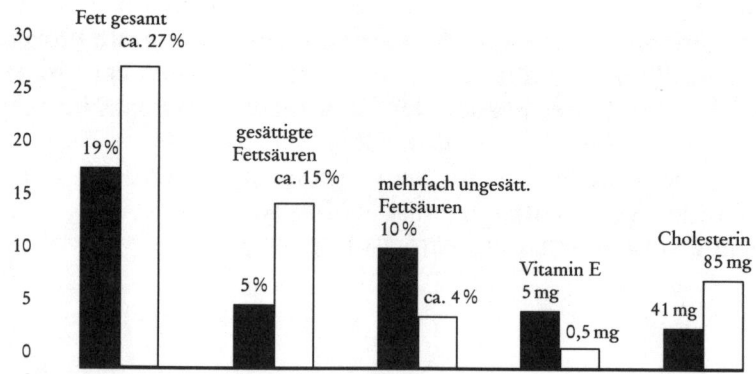

% od. mg je 100 g

Putengelbwurst-Werte errechnet nach GU-Nährwerttabelle 90/91 unter exakter Rezeptureinhaltung. Leichte Abweichungen bei Naturprodukten möglich.

Ein ganz außergewöhnlicher Metzger

Zutatenliste PLUSVITAL Wurstwaren

Errechnet nach exakter
Rezeptureinhaltung

Artikel	Fett +/− 5%	Eiweiß ca.	Rindfleisch	Putenfleisch	Lammfleisch	Sonnenbl.-Öl	Trinkwasser	Meersalz	Fermentgetreide	Brottrunk	Rübensirup	Gewürze	Kräuter	Ascorbinsäure	Zwiebel
Lamm-Salami gegart	22	15			x			x	x		x	x	x		
Lamm-Beißer	25	13			x			x	x		x	x	x		
Puten-Bratwurst	19	11		x		x	x	x	x			x	x		
Puten-Weißwurst	17	10		x		x	x	x	x			x	x		x
Puten-Leberkäs	19	11		x		x	x	x	x			x	x		
Puten-Gelbwurst	19	11		x		x	x	x	x			x	x		
Puten-Körnligelbwurst 1)	17	10		x		x	x	x	x			x	x		
Puten-Fleischwurst m. P.	19	11		x		x	x	x	x			x	x		
Puten-Paprikafleischw. 4)	19	11		x		x	x	x	x			x	x		
Rinder-Kochsalami	22	14	x					x	x		x	x	x		
Fenchel-Krakauer (Rind)	20	15	x					x	x		x	x	x		
Rinder-Teewurst	30	12	x					x	x		x	x			
Rinder-Salami	25	14	x					x	x		x	x			
Rinder-Kaminwurzen	25	14	x					x	x		x	x	x		
Rinder-Mettenden	25	14	x					x	x		x	x			
Rinder-Leberw. gr. 2)	23	9	x			x		x	x	x		x	x		x
Blutwurst a la Friebel 10)	8	4	x				x	x	x	x		x	x		x
(mit Hirse und fr. Sahne)															
KANNE Brottrunk mit nat. Vitamin C der Acerola Kirsche 6)															
mit Lammfleisch	3	8			x			x		x	x		x		x
mit Rindfleisch 5)	3	8	x					x		x	x		x		x
mit Putenfleisch 7)	1	9		x				x		x	x	x			
mit Edelgemüse 8)		3						x		x	x	x			
Vegetarische Streichwurst:															
Art Landleberwurst 9)	21	8				x	x	x	x	x		x	x		x
mit Hirse und Chuvas	21	3				x	x	x	x	x		x			x
mit Champignon 9)	17	2				x	x	x	x	x		x	x		x

Rind- und Putenfleisch a. kontr. u. artg. Erz. – Getreide aus k. b. Anbau.

Kein separater Zusatz von raff. Zuckerstoffen, Milcheiweiß oder Hefe!

---

1 Karotten, Mandel, Pistazien, Sonnenbl.-Kerne, Chuvas, 2 Rinderleber 3 Branntweinessig 4 rote Paprikaflocken 5 Petersilie, Dill, Kresse, Kerbel, Schnittlauch, Borretsch, Pimpernell 6 Gelantine 7 Broccoli 8 Mais, Broccoli, Paprika, Karotten 9 Dinkel 10 Rinderblut

---

Metzgerei & Naturkost   Thomas Stärfl   8330 Eggenfelden

Ein Krankenhaus sandte eine Ausschreibung von Fleisch- und Wurstwaren auch an Herrn Stärfl. Der Brief lautet folgendermaßen: »Sehr geehrte Damen und Herren, die Verwaltung des KKH E. beabsichtigt, ab dem 1. 8. 92 die Lieferung o.g. Waren für einen Zeitraum von 5 Monaten auszuschreiben. Die genauen Liefermodalitäten können bei Auftragserteilung mit unserem Küchenleiter H.L. abgesprochen werden.

Sollten Sie Interesse an einer Belieferung unserer Großküche haben, so werden Sie gebeten, beiliegendes Ausschreibungsformular ausgefüllt bis spätestens 15. 7. 92 an die Verwaltung zurückzusenden.«

Bei der Wurst war *keine* Sorte »ohne Schwein«. Also verzichtete Herr Stärfl auf die Ausschreibung.

Daraufhin schrieb Herr Stärfl dann umgekehrt an sieben Kreiskrankenhäuser sowie ein großes Sanatorium folgenden Brief:

07. 06. 91

Angebot – PLUSVITAL diätetische Fleischerzeugnisse

Sehr geehrte Damen und Herren,

mit PLUSVITAL möchte ich Ihnen unsere neuartige Produktgruppe von diätetischen Fleischerzeugnissen vorstellen. Es ist das Ergebnis einer mehrjährigen Test- und Entwicklungsphase unter beratender Mithilfe von Medizinern, Ernährungsberatern, des Bundesgesundheitsministeriums und der Bayrischen Landesanstalt für Ernährung.

Als Besonderheit werden PLUSVITAL-Erzeugnisse aus streng kontrollierten Rind- oder Putenfleisch und hochwertigem Sonnenblumenöl – in reduzierter Menge – hergestellt. Zur Verringerung der Acidität wird bewußt auf Schweinefleisch verzichtet.

Erste Erfahrungen bestätigen eine außergewöhnliche Bekömmlichkeit und Verträglichkeit.

Weitere Einzelheiten vermitteln Ihnen die beiliegenden Anlagen.

Wenn Sie sich für PLUSVITAL-Fleischerzeugnisse interessieren, bedienen Sie sich bitte der beiliegenden Rückantwort.

Mit freundlichen Grüßen

Anlagen Produktbeschreibungen PLUSVITAL
         Rückantwort

Wie Sie lesen können, hat er keine Antwort erhalten. Für mich ist das um so verwunderlicher, da ich weiß, daß seine Produkte nicht teurer sind als die handelsüblichen.

Auf meine Veranlassung hin beauftragte Herr Stärfl dann sogar noch einen Lebensmittelchemiker. Ich habe mit Dr. Balzer persönlich ein längeres Gespräch geführt. Dr. Balzer schickte mir dann die Kontroll- und Beratungsvereinbarung.

Ich finde das alles um so erstaunlicher, da man sonst keinen Chemiker in seine »Wurstküche« läßt.

30. 07. 92

Sehr geehrte Frau Friebel,

den beiliegenden Musterbrief habe ich am 07. 06. 91 an sieben Kreiskrankenhäuser und an ein großes Sanatorium bei Passau geschickt.

Bis heute habe ich von keinem Haus weder einen Anruf noch eine Rückantwort erhalten.

Thomas Stärfl

Metzgerei und Naturkost
Thomas Stärfl

Schönauer Str. 34

84307 Eggenfelden

KONTROLL- UND BERATUNGSVEREINBARUNG

zwischen dem Labor Dr. Balzer und der Metzgerei Th. Stärfl

Herr Stärfl verarbeitet hauptsächlich Rohstoffe aus dem biologischen Landbau und Tiere aus dem Programm »Offene Stalltür«. Herr Stärfl hat ein eigenständiges Produktionsprogramm »PLUSVITAL« zusammengestellt mit Rezepturen, die er sich nach Gesichtspunkten der Vollwerternährung selbständig entwickelt hat.

Alle Produkte aus seinem Programm »PLUSVITAL« stehen unter unserer ständigen Kontrolle und Beratung. In regelmäßigen Abständen werden alle Produkte von uns kontrolliert, und es findet ein persönliches Beratungsgespräch in Amönau oder in Eggenfelden statt. Auch telefonische Beratung ist in der Vereinbarung mit inbegriffen. Diese Zusammenarbeit kann Herr Stärfl auf allen Kundeninformationen und auf den Produkten deutlich sichtbar vermerken: »Unter der ständigen Kontrolle und Beratung des Labors Dr. Balzer«.

Metzgerei und Naturkost
Thomas Stärfl

Es gibt alles in Deutschland, man muß es nur »finden«.

Ich finde diese Art von Wurst deswegen schon so toll, denn in der Regel wollen Familienangehörige nicht auf ihre herkömmliche Kost verzichten. Sie können also weiter wie bisher Ihre Angehörigen bekochen, nur sind die Produkte jetzt anders. Sie können Ihre Familie als Hausfrau sozusagen »überlisten«, so wie ich es mit vielen Freunden und Bekannten erfolgreich mache. Lassen Sie diese erst einmal hübsch alles essen, dann können Sie noch immer erzählen, was in den Würsten ist. Lassen Sie sich doch mal ein Probierpaket von Herrn Stärfl schicken, dann können Sie sich selbst davon überzeugen, wie gut alles schmeckt. Wetten, daß Sie dann die Wurst von Stärfl nicht mehr missen möchten?

Wo Sie bestellen können, finden Sie am Schluß des Buches unter Quellenhinweis.

Wie koche ich mich jetzt gesund?

Dieses Kapitel ist gar nicht so einfach zu schreiben. Bitte, lesen Sie es sehr sorgfältig durch, besonders wenn Sie, lieber Leser, sehr krank sein sollten. In diesem Falle ist dieses Kapitel von äußerster Wichtigkeit. Mit den Jahren haben Dr. Hoffmann und ich eine ganze Menge hinsichtlich richtiger Ernährung für Schwerstkranke herausgefunden. Man kann nämlich auch einen Menschen mit »richtiger« Nahrung töten, vor allen Dingen dann, wenn sein Körper auch noch von Medikamenten überflutet worden ist oder er die Chemie oder Bestrahlung hinter sich gebracht hat.

Fangen wir also mal mit den Schwerstkranken unter uns an oder auch mit den Menschen, die unter starken Schmerzen, Krebs, Rheuma, Neurodermitis, Pilzen etc. leiden.

Zuerst muß ich darauf hinweisen, daß Sie bei Umstellen Ihrer Ernährung mit starken Umstellungsschmerzen rechnen müssen. Das sollte Sie aber nicht davon abhalten zu beginnen. Sie müssen nur daran denken, daß es nur Ihr Körper ist, der sich hier verzweifelt wehrt und Sie ärgert. Er muß ja kräftig mitarbeiten, wenn Sie Ihr Leben verändern. Bisher lebte er ja so bequem, und Sie taten alles, um dem Körper das bequeme Leben zu erleichtern. Sie wurden darüber krank, denn die Seele spielte nicht mehr mit.

Sie haben also viele Jahre gesündigt, verlieren Sie jetzt nicht den Mut, wenn es Ihrer Meinung nach zu langsam bergauf geht. Jahre können einfach nicht in ein paar Tagen ersetzt werden. Sie müssen sich vor allen Dingen auch noch sehr vorsichtig umstellen.

Sie brauchen jetzt nicht in Panik zu verfallen, zusammen schaffen wir es ganz sicher. Nichts verkniffen sehen, das ist das oberste Gebot. Humor muß dabei sein, sonst können Sie jede Umstellung vergessen, weil Sie es dann nur für kurze Zeit machen und dann vielleicht noch kränker werden.

Ihnen fehlen vor allen Dingen viele Vitamine und Spurenelemente, von den Aminosäuren ganz abgesehen. Vor allen Dingen fehlt Ihnen auch der Sauerstoff im Blut. Darüber haben Sie ja jetzt schon ausführlich einiges erfahren dürfen.

Wenn Sie hören, daß Fasten *das Messer* des Internisten ist, dann verfallen Sie nicht dem Wahn und fangen sofort damit an. Natürlich müßten Sie sich jetzt sehr schnell entgiften. Aber so geht es nicht. Was halt ganz wichtig bei Fastenbeginn ist, daß man sich vorher klar ist, daß man viele Mängel hinsichtlich Vitaminen und Spurenelementen hat. Beginnt man also mit dem Fasten, bevor man diese Mängel ausgeglichen hat, könnte es auch Folgen haben. Das Fasten ist bei Krebs, Rheuma und auch bei Depressionen eine ausgezeichnete Angelegenheit. Vielleicht steht deswegen in jedem Fastenbuch, daß diese Gruppen unter uns nicht fasten dürfen. Ich habe es damals aus »Versehen« gemacht. Die Chemo-Therapie hat mich dazu gebracht, daß ich immer viele Tage nichts essen konnte.

Oberstes Gebot am Fastenbeginn ist also, zuerst einmal 2–3 Wochen lang viele Salate und viel Gemüse zu sich zu nehmen. Auch nehmen Sie Vitamin C (Acerolakirsche), B, E, Lebertran (Firma Lamotte), 1 Teel. Heilerde und Kanne-Brottrunk mit Wasser verdünnt zu sich. Ganz wichtig ist das Trinken, 2–3 Liter täglich. Kräutertees nach Maria Treben sind empfehlenswert. Sie hat ausführlich in ihrem Buch »Gesundheit aus der Apotheke Gottes« die Tees für alle Erkrankungen beschrieben.

Wenn Sie sehr krank sind, würde ich zuerst mit einem 1 Eßl. Lebertran beginnen, ein paar Tage später dann 1 Teel. Heilerde täglich dazunehmen, dann mit dem Brottrunk beginnen, auch die Vitamine nach und nach dem Körper täglich zuführen. Nicht alles auf einmal. Ihr Körper würde »aufschreien« und sich durch starke Schmerzen möglicherweise zur Wehr setzen. Wichtig ist auch, daß Sie Magnesium, Zink und Kalium dazunehmen. Ganz wichtig wäre es, wenn Sie sich von einem guten Arzt oder Heilpraktiker austesten ließen. Sie können es auch in unseren Tages-/ Wochendseminaren erlernen. Sie können aber auch eine Haar-/ Blutanalyse erstellen lassen. Genaue Informationen darüber sind in dem Buch »Nahrung für deine Seele« enthalten.

Wie man selbst Gemüsebrühen herstellt, steht in unserem Rezeptteil. Ebenfalls lesen Sie dort über Gemüsepfannen mit Hirse, Kartoffeln, Butter und Sahne. Im übrigen sind unsere Rezepte so ausgerichtet, daß man sie alle essen kann. Nur für Schwerstkranke würde ich empfehlen, daß sie die Rezepte mit dem Wort *Variante, Fleisch, Hafer und Dinkel* erst nachkochen, wenn sie sich sehr wohl fühlen. Das kann mitunter bis zu einem Jahr dauern, bis sie sich so entgiftet haben, daß sie dann auch diese Rezepte genießen dürfen.

Nochmals: Zu Anfang sehr viele Salate, Gemüse, Keimlinge, kein Brot. Sehr wichtig ist jetzt der Teststreifen. Er zeigt Ihnen sofort an, was Sie persönlich am besten vertragen können. Sie müssen sich zu Anfang wirklich bemühen, sich nur basisch zu bekochen. Die Teststreifchen zeigen an, was Sie am besten vertragen können. Es gibt Menschen, die allergisch auf die Karotte reagieren, andere wieder auf Sellerie. Wie gesagt, Sie können es sehr schnell mit dem Teststreifen herausfinden. Schnell werden Sie auch merken, wenn der Streifen lila, also basisch ist, daß Sie dann keine Schmerzen mehr haben.

In Intervallen wird der Streifen aber immer wieder gelb. Das ist dann die Phase, in der der Körper über den Urin die alte Säure aus dem Körper abstößt. Oft ist das wiederum mit Schmerzen verbunden. Diese Schmerzen halten nur ein paar Tage an.

Sollten Sie überhaupt keinen Appetit haben, haben wir viel Erfolg damit erzielen können, daß wir den Patienten geraten haben, nur alle 20–30 Minuten einen Eßlöffel Nahrung zu sich zu nehmen. Viele Patienten können dadurch schon nach ein paar Tagen wieder richtig essen.

Für Krebspatienten empfiehlt es sich, fast ein Jahr lang unterstützend noch mit den Vitaminen zu arbeiten, also täglich ein paar

Tabletten davon zusätzlich zur Nahrung zu sich zu nehmen. Werden aber die Blutwerte immer besser, dann schränken Sie die Menge der Vitamintabletten ein und decken den Bedarf nur über die Ernährung.

Wenn Sie also drei Wochen lang viel Gemüse/Salate und Vitamine zu sich genommen haben, besonders auch »grüne Säfte«, das heißt, von Brennessel über Löwenzahn, Keimlinge, Grassaft (mit dem Weizengras-Safter selber sehr leicht herzustellen, er ist nicht elektrisch. Zu beziehen beim Vier Flamingos Verlag, Rheine, Preis 82,– DM, Stand Juli 92), dann haben Sie Ihren Körper auf das »Reinigungsfasten« gründlich vorbereitet. Dieses Reinigungsfasten, von mir erarbeitet und viele Male überwacht, *muß* drei Wochen lang durchgezogen werden. Überlegen Sie es sich also vorher sehr gründlich, ob Sie es wollen oder nicht. Oft verkleinern sich sogar Tumore unter dieser Fastenart. Sie erleiden keine Mängel, aber – und jetzt kommt das große ABER – es geht nicht nur über den Körper, also dieses Fasten reinigt nicht nur Ihren Körper, sondern auch Ihre Seele. Sie müssen damit rechnen, daß über dieses Fasten der kleine Schweinehund in Ihnen hochkommt. Bei keiner Fastenart habe ich das so deutlich erleben können wie beim Hirsefasten. Aber ich versichere Ihnen an dieser Stelle, wenn Sie die drei Wochen durchhalten, dann haben Sie nicht nur fast einen »sauren« Körper, nein, auch eine Seele, die schwebt. Ich erlebe es immer wieder, daß mich dann Menschen anrufen und mir sagen: »Ich werde es demnächst wiederholen. Es ist ein wunderbares Gefühl.«

Man muß, wenn man einen Berg erklimmen will, oft erst ein Tal durchschreiten. Der Lohn ist aber am Ende da!

Das Hirsefasten geht wie folgt:

Man nimmt zwei Tassen Wasser und läßt diese aufkochen, dann gießt man *eine* Tasse Hirse in das kochende Wasser und stellt dann den Herd ab. Läßt also das Töpfchen leise vor sich hin quellen. Ist die Hirse weich, fängt man an zu essen. Immer löffelweise. Den ganzen Tag stopft man sich sozusagen Hirse hinein. Ist die erste Hirse aufgegessen, kocht man sich neue Hirse. Dazu *müssen* 3 Liter Tumortee (3 Teile Ringelblume, 1 Teil Schafgarbe, 1 Teil Brennessel) getrunken werden, auch schluckweise. Der Tee darf auch nur eine Minute ziehen.

Hat man so die drei Wochen überstanden, fängt man ganz vorsichtig an, sich umzustellen. In der Regel kann man das sehr gut mit Brokkoli machen. Man kocht also ein wenig Brokkoli und ißt dann vier Löffel Hirse, einen Löffel voll Brokkoli. Das soll über den ganzen Tag verteilt geschehen. Am 2. Tag ißt man schon mehr Brokkoli mit ein wenig Butter und Gewürzen angemacht (Petersilie, Muskatnuß etc.). So steigert man sich dann von Tag zu Tag auf verschiedene Gemüsearten, Kartoffeln und beginnt dann mit den Rezepten.

Wichtig ist dann auch noch, daß Sie, während Sie das Hirsefasten durchziehen, täglich einen Einlauf mit einem Irrigatorgerät vornehmen. Sollten Sie Kreislaufbeschwerden bekommen, haben Sie zu wenig gegessen. Sie können es sofort wieder in den Griff bekommen, wenn Sie Kanne-Brottrunk pur ein paar Schluck zu sich nehmen.

Trinken ist wirklich lebenswichtig!

Altersschwachsinn hat auch mit zu wenig Flüssigkeitsaufnahme zu tun!

Wollen Sie das bekommen?

Sie glauben gar nicht, wie schnell der »Grauschleier« vor Ihren inneren Augen verschwindet, wenn Sie viel trinken und sich richtig bekochen.

Jetzt kann ich nur noch »Gut Schluck« wünschen!

Was ist was?

Beschreibungen der Nahrungsergänzungen, die in diesem Kochbuch vorkommen.

Agar-Agar:
Ein aus Rotalgen gewonnenes Geliermittel: enthält Kalzium, Phosphor und Eisen.

Ahornsirup:
Bereits im 16. Jahrhundert übernahmen weiße Siedler in Kanada das Baumanzapfen von den Indianern. Ab dem 19. Jahrhundert wurde dann die kommerzielle Sirupgewinnung eingeführt.

Ahornwälder leiden jetzt auch schon unter dem sauren Regen. Von Februar bis April wird der Saft geerntet. Er ist sozusagen das Blut der Bäume, darum darf man auch nicht zuviel »ernten«. Man braucht 40 Liter Saft, um 1 Liter Sirup herstellen zu können. Je älter der Baum, um so besser ist der Saft. Das jüngste Alter eines Baumes liegt bei 30 Jahren.

Die Inhaltsstoffe des Sirups sind auf 100 g folgende: 270 Kalorien, viel Kalium, Natrium, Kalzium, Mangan, Magnesium, Zink und Eisen. Je besser der Sirup, desto höher ist der Mineralgehalt, desto geringer der Inventurzucker-Anteil. Viele Marken werden leider schon mit einer Zuckerlösung gestreckt. In Amerika schätzt man, daß rund 90 % aller Ahornsirups gestreckt werden.

Die Einteilung der »Grade« hängt von der Lichtdurchlässigkeit des Sirups ab. AA-Grad = 80 % Lichtdurchlässigkeit, hell fein-mild, A-Grad 74–60 % hell mild-aromatisch, B 59–44 % mittel und kräftig, C 43–27 % dunkel und sehr kräftig. D 26–0 % sehr dunkel im Geschmack, fast unangenehm.

Amaranth

bietet besonders viel Eiweiß ohne Gluten. Reich an wichtigen Eiweißbausteinen und ungesättigten Fettsäuren, frei von allergieauslösenden Klebereiweißgluten.

Amaranth ist schon 3000 Jahre alt und kommt aus den Anden. Es ist kein Getreide, sondern gehört zu den Fuchsschwanzgewächsen. Es wird mittlerweile in großem Stil in Amerika angebaut. 100 g Amaranth enthalten 7,5 % Fett, 250 mg Kalzium, 15 mg Eisen, 0,89 % Lysin.

Acerolakirsche

Sie ist eine westindische Kirsche, besitzt den höchsten natürlichen Vitamin C-Gehalt. Dieser wird auch nach Verarbeitung zu Pulver und Tabletten weitgehend erhalten. 100 Gramm Fruchtpulver enthalten etwa 27 500 mg Vitamin C. Die Acerolakirsche kann auch zum Säuern der Speisen benutzt werden und sorgt gleichzeitig dafür, daß Ihr Vitamin-C-Haushalt in Ordnung bleibt. Menschen können im Gegensatz zu den Tieren kein Vitamin C bilden. Es ist aber für unseren Körper lebenswichtig.

Brottrunk:

Von Broten aus Getreiden aus biologischem Anbau wird ein milchsauer vergorenes Getränk hergestellt. Zur Zeit bestes wertvollstes Lebensmittel, das wir besitzen. (Siehe auch das Buch »Gesundheit fast zum Nulltarif«). Brottrunk kann auch zum Säuern aller Speisen benutzt werden.

Naturbasische Früchte:

Banane, Melone, Papaya, Mango, Kürbis, Feigen, Datteln.
In gut ausgereiftem Zustand sind Früchte mit noch vertretbarem Säuregehalt in geringer Menge noch vertretbar: Aprikosen, Himbeeren, schwarze Johannisbeeren, Süßkirschen, Mirabellen, Blaubeeren.

Buchweizen:

Strenggenommen ist er keine Getreideart, sondern er kommt aus der Familie der Knöterichgewächse. Er enthält keinerlei Gluten. Deswegen besonders auch für Coeliakriekranke geeignet. Er ist eine der basischen Kornarten von Natur aus.
Ernährungsphysiologisch interessant ist Buchweizen aber nicht nur aufgrund der hohen biologischen Wertigkeit seines Eiweißes, sondern auch wegen seines Mineralstoff-, Vitamin- und Lecithingehalts. An Mineralstoffen findet man vor allem Phosphor, Kalium, Magnesium und Eisen. Bei den Vitaminen sind besonders B_1, B_6 und Niacin vertreten. Weitere Inhalte sind Rutin, Glykosid und Fagopyrin. Fagopyrin kann eine Allergie auslösen. Man verhindert diese, indem der Buchweizen heiß gewaschen wird.

Chufas-Nüßli:

Ist eine Erdmandel. Sie existiert seit 5000 Jahren. Der Ursprung führt nach Nordafrika. Die Mandel enthält fast alle Substanzen, die der Körper zum Leben braucht. Man spricht auch von den Chufas-Nüßli als Überlebensnahrung. Es ist ein ausgezeichnetes »Nervennahrungsmittel« und wirkt ganz besonders auf den Darm. Es hilft sowohl bei Verstopfung als auch bei Durchfall.
Der Mineralstoffgehalt in mg % ist wie folgt. Natrium 34, Kalium 424, Kalzium 92, Magnesium 93, Folsäure 4, Zink 3,5, Mangan 0,25, Rutin 211.

Es besitzt einen hohen Gehalt an ungesättigten Fettsäuren, vor allem aber ca. 15,2 Linolsäure, ferner die seltenen Vitamine H (Biotin) und P (Rutin).
Besonders gut für den Stoffwechsel geeignet.
Ein Ballaststofftherapeutikum, das sehr gut schmeckt. Weitere Wirkung: Es senkt das Hungergefühl. 2 Eßl tägl. Bei Krankheit (Durchfall) 4 Eßl. täglich.

Fermentgetreide:
Rückstände vom Brottrunk, getrocknet. Es eignet sich für Suppen, Soßen, Eintöpfe, Brotaufstrich. Fermentgetreide besteht aus 0,92% Asche, 12,8% Eiweiß, 6,5 mg/kg Kupfer, 47 mg/kg Eisen, 11 mg/kg Mangan, 8,1 mg/kg Zink, 769 mg/kg Kalzium, 320 mg/kg Magnesium, 972 mg/kg Kalium, 866 mg/kg Natrium, Vitamine E 3,0 mg/100g, B_1 0,078 mg/100g, B_2 0,12 mg/100g, B_{12} 1,0 mg/100g, 0,033 mg/kg Selen.

Guakernmehl:
Aus dem Samen der Guawpflanze. Ist eine Hülsenfrucht und kommt aus Pakistan. Wird zum Andicken der Speisen benutzt.

Hirse:
Hirse ist ein sehr basisches Getreide. Wer zuviel Säure oder einen schlechten Mundgeruch hat, sollte sehr viel Hirse essen. Hirse läßt sich vielseitig in der Küche verwenden. Sie ist besonders als Krankenkost geeignet. Sie gehört zur Familie der Gräser und gleicht ein wenig dem Hafer, ist aber sehr zuckerreich. Sie gibt Kraft und verbessert das Aussehen. Auch was die Vitamine angeht, unterscheidet sich Hirse kaum von anderen Getreiden, erwähnenswert ist ihr Gehalt an den Vitaminen B_1 und B_2, der in etwa dem des Weizens entspricht. Neben ihrem Gehalt an Magnesium und Kalium ist besonders der hohe Gehalt an Eisen hervorstechend, der mit 9 mg/100g weit über dem der anderen Getreidearten liegt. Noch wichtiger allerdings sind die Spurenelemente. Ganz besonders Fluor und Silizium sind mit 0,1 mg/100g beziehungsweise 0,4 mg/100g in der Hirse sehr viel mehr vorhanden als in allen anderen Getreidearten. Hier liegt also auch die Erklärung und Berechtigung für den

Ruf der Hirse als »Schönmacher«. Hirse besitzt auch Kleberei-weiß.

Hokkaidokürbis:

Harter, runder Herbst- und Winterkürbis, kühl gelagert bis zum Frühjahr haltbar. Es schmeckt sehr süß.

Verschiedene Zubereitungen sind möglich: In Streifen auf dem Backblech gebacken oder gedämpft mit etwas Sojasoße oder Miso gewürzt oder als Püree mit zerlassener Butter und Petersilie oder fein geraspelt im Hirsebrot mitgebacken. Kann nicht mit der Schale gekocht werden. Enthält auch viele Nährstoffe. Ursprungsland ist Neuengland. Später wurde er in Japan auf der Insel Hokkaido eingeführt.

Medizinisch gesehen hat er eine beruhigende Wirkung und ist zugleich kräftigend. Kerne können geröstet werden und schmecken sehr gut.

Keimlinge:

Sie sind reich an Fetten, Eiweißstoffen, Mineralstoffen und Vitaminen. Ganz besonders wichtig ist auch der Weizengrassaft, den man auch selbst herstellen kann. Wegen des hohen Chlorophyllanteils ist es ein sehr gutes medizinisches Mittel. Besonders für Krebspatienten sehr gut. Weitere gute Informationen erhalten Sie in den kleinen Büchern »Weizengrassaft« und »Zuhause selber keimen«. Beide Bücher können Sie über den Flamingos Verlag beziehen.

Kuzu:

Ein Wurzelgewächs, das tief in die Erde reicht, dadurch entsteht seine bemerkenswerte Wirkung. Besitzt eine ungewöhnlich hochkonzentrierte Stärke, die schnell vom Blutstrom aufgenommen und im menschlichen Stoffwechsel sofort in Energie verwandelt wird. Wird besonders zum Andicken von Soßen aller Art verwendet.

Karob:

Wird aus den Früchten des Johannisbrotbaumes hergestellt. Enthält weder Theobromin und Koffein, wie es beim Kakao der Fall ist. Kommt aus den Ländern rund um das Mittelmeer. Die Schoten werden getrocknet und zu Pulver vermahlen. Die Spitzen sollten Sie vorher abhacken, weil sie die Bitterstoffe enthalten.

Karob enthält Vitamin A und B-Vitamine, Kalzium, Phospor, Eisen, Kupfer und Magnesium. Ist eine Hülsenfrucht und auch deswegen reich an Eiweiß, 7 %. Im Vergleich zu Kakao kein Fett. $\frac{1}{3}$ weniger Kalorien. Enthält reichlich Pektine und Lignine. Sie können die Giftstoffe im Körper binden und den Cholesterinspiegel senken. Gute Wirkung auch bei Durchfall. Theobromin (befindet sich nicht in Karob, aber in Kakao) kann sogar das Protoplasma der Zellen verändern und auch für Gleichgewichtsstörungen, Herzjagen, Schlaflosigkeit, Händezittern, Kopfschmerzen und Unruhe verantwortlich gemacht werden (Schrot und Korn 1/92). Karob ist deswegen auch gut für die Babynahrung. Allergische Reaktionen gibt es nicht wie beim Kakao, des Theobromins wegen.

Mit Karob können Sie einen Brotaufstrich herstellen, für Kuchenglasuren gebrauchen. Überall, wo Sie bisher Kakao verwenden, können Sie jetzt Karob einsetzen.

Kürbiskerne:
Sehr gut für die Prostata/Blase. Geröstet auch für Speisen sehr gut geeignet.
Tee aus Kürbiskernen hilft, Wasseransammlungen der Beine, Knöchel oder des Unterleibes auszuscheiden.

Miso:
Enthält alle essentiellen Aminosäuren. Besitzt besonders viel Linolsäure. Miso ist ein milchsauers fermentiertes Produkt aus Sojabohnen. Für den Darm sehr gut. Als basisches Nahrungsmittel wirkt es der Übersäuerung des Blutes entgegen.
Man kann eine Suppe daraus herstellen oder zum Würzen anderer Speisen verwenden. Gut für die Verdauung. Miso hat einen Reifezustand von 18–24 Monaten. Ist auch ein Kräftigungsmittel.

Tamari:
Ist eine aus Sojabohnen hergestellte Paste. Zum Würzen der Speisen und Eintöpfe in der Küche ist sie sehr geeignet. Wirkt sehr basisch.

Meeresalgen:
Entwicklungsgeschichtlich gehören Algen zur ältesten Form der Vegetation. Die Aufzählung der Nährstoffe macht die hohe Wertigkeit von Meeresalgen als Nahrungsmittel deutlich. Sie enthalten: Vitamin A, B_1, B_2, B_3, B_{12}, C, D, E, F, K, PP. An Mineralstoffen: Kalium, Soda, Phosphor, Kalzium, Magnesium, Schwefel, Chlor, Mangan, Jod, Silizium sowie die Mehrfachmineralien Eisen, Kupfer, Zink, Kobalt, Nickel, Molybdän, Blei, Zinn, Vanadium, Brom, Silber, Chrom, Barium, Wismuth, Antimon, Bor und Lithium.
Meeresalgen eignen sich gut bei Schilddrüsenunterfunktion, Streß, Kälteempfindlichkeit, Arterisklerose, Rheuma, Asthma und erhöhtem Cholesterinspiegel. Insbesondere Jod ist unentbehrlich für eine normale Funktion der Schilddrüse, die ihrerseits die Funktion der Bauchspeicheldrüse reguliert.

Quinoa:
Bolivianische Körnerfrucht. Sieht fast wie Hirse aus. Das Wissen darüber ist 5000 Jahre alt. Schon die Inkas haben Quinoa angebaut. Es werden ihm außerordentliche Kräfte zugeschrieben. Es besitzt nicht nur die üblichen Stoffe der Getreidearten, die wir kennen, sondern darüber hinaus auch noch in vermehrter Form Eiweiß 15,2 g, Kalzium 114 mg, Magnesium 240 mg, Eisen 10,8 mg, Lysin, daß das tierische Eiweiß nahezu vollständig ersetzt. Ausgewogenstes Lebensmittel wie Amaranth überhaupt. Kann zu vielen Speisen dazugegeben oder extra gekocht, vorher gründlich gewaschen werden. 1 Teil Quinoa und 2 Teile Wasser zum Kochen bringen. 15 Minuten kochen. Salz erst zum Schluß beifügen, um ein gutes Aufquellen zu erreichen.

Reismehl:
Von allen Getreidesorten am vollwertigsten. Verhältnis von Kohlehydraten, Fett, Eiweiß und Mineralien liegt genau in der Mitte. Biologisch am meisten angepaßtes Getreide. Reismehl wirkt besonders besänftigend auf Gehirn und Nervensystem. Besitzt er eine leicht grüne Farbe, ist er zu früh geerntet und hat eine sehr minderwertige Qualität. Dem zerbrochenen Reis ist die Energie verloren. Rundkornreis ist das härteste Korn. Es hat den höchsten

Mineralien- und Kleberanteil unter dem Getreide und schmeckt etwas süß. Langkornreis ist leicht flockig im gekochten Zustand. Süßer Reis klebt am meisten. Er ist sehr eiweißreich.

Sauerrahmbutter:
Wird aus Rahm unter Zusatz von Milchsäurebakterien hergestellt. Vor der Butterung wird die Sahne gesäuert und gereift (ca. 20 Std.). Dabei entstehen Milchsäure und typische Butteraromastoffe. Sie ist länger lagerfähig als Süßrahmbutter.

Süßrahmbutter:
Die Sahne wird ohne Säuerung auf 6–10 Grad Celsius abgekühlt und dann 15–20 Stunden stehen gelassen (Reifung). Milchfett kristallisiert dadurch aus und ist leichter verarbeitbar. Ist im Gegensatz zu Sauerrahmbutter anfälliger gegen bakterielle Verunreinigung.

Gesalzene Butter:
Wird aus Süßrahmbutter hergestellt. Enthält max. 0,1 % Kochsalz.

Butterschmalz:
Sogenannte geläuterte Butter.

Sojasoße:
Wird hergestellt aus fermentierten Sojabohnen. Gibt starke Energie. Shogu ist eine sehr empfehlenswerte Marke.

Shitake Pilze:
Sind orientalischer Pilze. Wachsen auf niedergefallenen Eichen; Shi = Eiche. Können bei uns im Garten gezüchtet werden. Sie sind sehr schmackhaft, sollen aber nur in kleinen Dosen verwendet werden. Am besten als kleine würzige Beilage verwenden. 10–20 Minuten in Wasser einweichen.

Rübro-Senf
Der Senf für Gesundheitsbewußte. Neuartiger Vollwertsenf ohne übliche Zucker- oder Süßstoffe, ohne Essig, ohne Konservierungsstoffe. Rübro-Senf wirkt stark basenbildend, wirkt positiv auf die Verdauung, schmeckt hervorragend zu Wurst, Fleisch,

Fisch oder Sülzen. Eignet sich außerdem sehr gut zur Herstellung von Marinaden, Soßen oder Remouladen.
Zutaten: Brottrunk, Wasser, Senfmehl, Rübensirup, Acerolapulver, Gewürze, u. a. Zimt. Nebenbei: Zimt tötet Bakterien im Körper ab.
Sorten wie süß, mittelscharf und extra scharf. (Bezugsquelle am Schluß des Buches.)

Zuckerrübensirup:
100 g Durchschnittsanalyse: Kalium 770–835 mg, Kalzium 18–22 mg, Magnesium 84–96 mg, Natrium 84–90 mg, Eisen 11–15 mg, Kupfer 1–2,5 mg, Mangan 0,02–0,5 mg, Zink 0,6–3,1 mg, Titan 0,02–0,2 mg, Silicium 11–18 mg, Aluminium 3–6 mg.

Küchentechnik

Alle Früchte, Gemüse frisch zubereiten, da sonst der Luftsauerstoff die wertvollen Enzyme zerstört.
Sesamöl wird nicht ranzig. Es stabilisiert auch andere Öle, wenn es ihnen zugemischt wird. 1 Eßlöffel Sesamöl genügt da schon.
Niemals gekochte Speisen wiederverwenden!
Erdnußöl besteht aus sieben verschiedenen Ölen.
Die sogenannten synthetischen Fette, die aus Mineralöl hergestellt werden, sind für die menschliche Ernährung ungeeignet. Bei längerem Gebrauch kann die Darmschleimhaut gelähmt werden.
Nie zu heiß essen! Versuche haben ergeben, daß 50° C Flüssigkeit die höchste Temperatur ist, die unsere Oberhaut nur wenige Sekunden lang aushalten kann. Trotzdem muten wir unseren inneren Organen Temperaturen von 50–65° zu, ohne zu glauben, daß man ernsthafte Folgen daraus ertragen könne.
Hirse 7x waschen, dann kocht sie sich sehr leicht und locker.
Das Einlegen in Öl, Brottrunk, Zuckersirup ist das harmloseste aller Verfahren und führt zu guten Ergebnissen.
Borsäure, Benzoesäure, Salizylsäure, Formaldehyd, Wasserstoffsuperoxyd benutzt die Konservenindustrie. Aromatisierungsmittel, auch synthetische Vitamine aus dem Bereich der Teerchemie. Also Vorsicht beim Einkauf!

Ein Weizengrasentsafter sollte in keiner Küche fehlen. Einfach und sehr praktische Ausführung. Er kann Keimlinge, auch Wurzelgemüse, Gemüse roh oder gekocht, eingeweichte Nüsse, Samen, Brennesseln, Salat oder Getreidekörner schonend und einfach zerkleinern. Eine Überhitzung findet nicht statt, wie dies bei schnelldrehenden Geräten der Fall ist. Für Babys, Zahnkranke oder Verdauungsbeschwerden ist er ein großartiger Helfer. Saftausbeute bis zu 90%. Das Gerät läßt sich sehr einfach und leicht reinigen. (Bezugsquelle am Schluß des Buches)

Reisspachtel aus Bambus, dünne flache Spachtel gibt es in verschiedenen Größen zum Rösten von Getreide, Anrühren von Mehl.

Getreidemühle: Handgerät, kein Überhitzen möglich. Wichtig, um frisches Mehl zu erhalten.

Wok: traditionelle chinesische Pfanne. Schnelle und schonende Kochmethode. Sehr zu empfehlen.

Maiskeimöl nicht zum Fritieren verwenden. Es schäumt leicht.

Distelöl sehr milde. Am besten nur für Salate und Dressings verwenden.

Olivenöl: Einziges Öl, das erhitzt werden darf. Erste Pressung/Kaltpressung liefert hochwertiges Öl, sehr lange haltbar.

Fleisch grundsätzlich vor der Zubereitung in Brottrunk gut waschen und trockentupfen (vorbeugend gegen anhaftende Bazillen oder Bakterien und Reduzierung von eiweißreichem Fleischsaft). Stückartiges Fleisch für Gulasch, Ragouts, Geschnetzeltes oder Eintöpfe ganz kurz aufkochen lassen. Brühe wegschütten, klarspülen und trockentupfen (Reduzierung von eventuellen Rückständen und Eiweiß – besserer und reinerer Geschmack).

Winterschnittlauch: Das Grün der Perlzwiebel ist winterhart und als Schnittlauch zu gebrauchen, wenn der gewöhnliche Schnittlauch abstirbt.

Mandelmilch selbstgemacht: Süße Mandeln werden gerieben oder in einer Nußmühle gemahlen, mit Wasser übergossen und durch ein Tuch gepreßt. So wird ein dicker Saft gewonnen, der beliebig mit Wasser verdünnt werden kann. Die Mandeln müssen aber noch jung sein.

Kakao aus Karob: Mit Karob kann man Kakao herstellen. Man rührt ihn in ein Wasser-Sahne-Gemisch, Mandelmilch oder Soja-milch ein.

Salatsoßen Resteverwertung: Reste von Salatsoße nicht weg-schütten, weil die Zutaten, z. B. Acerolapulver, Brottrunk, Fer-mentgetreide usw., viel zu wertvoll sind und für eine Konservie-rung der Soße sorgen. Man gibt den Rest in ein Schraubglas und stellt es in den Kühlschrank. Dort hält er ein paar Tage.

Anwendung von Acerolapulver in der Küche: Praktisch kann man das Acerolapulver an alle fertigen Speisen geben. Bevor man die Speise auf die Teller gibt, rührt man, je nach Menge, etwas Acerolapulver darunter. So bekommt die ganze Familie etwas von dem Vitamin-C-Pulver ab. Man kann es auch über basische Früchte streuen oder auch der Salatsoße beimengen.

Blanchieren: Dafür benötigt man einen Topf und ein Edelstahl-sieb- oder -körbchen. Man füllt den Topf etwa zur Hälfte mit Wasser und gibt 1 Messerspitze Salz dazu. Dann bringt man das Wasser zum Kochen. Hat man mehrere Gemüsearten zu blan-chieren, nimmt man das mit der hellsten Farbe zuerst, z. B. erst Blumenkohlröschen, dann Maiskölbchen, dann Porree, dann Ra-dieschen usw.

Man schaltet auf mittlere Stufe zurück und läßt das Wasser nur noch köcheln. Dann hängt man das Sieb oder Körbchen mit den Gemüsestückchen in das köchelnde Wasser.

Die Gardauer ist ganz nach Belieben.

Jede Gemüseart behält durch diese Art zu garen ihren Eigenge-schmack. Blanchiertes Gemüse eignet sich gut für einen Gemüse-salat oder zum Einlegen in Kanne-Brottrunk.

Garen in der Pfanne: Dafür benötigt man eine Pfanne mit einem guten Wärmeleitboden und wenn möglich einem Glasdeckel, da-mit man sofort bemerkt, wenn das Gargut anbrennt.

Auf diese Art kann man herrliche Gemüsekuchen, Pizzas, Tortil-las, ja sogar Kuchen und Brote herstellen.

Man gibt etwa 1 Eßl. Olivenöl in die Pfanne und erhitzt es auf mittlerer Stufe, dann füllt man das Gargut ein und setzt den Dek-kel darauf.

Die Garzeit ist je nach Art unterschiedlich. Stichproben mit der Gabel machen.

Sautieren: Es ist eine Art des Kurzgarens. Sautieren kann man

mit Fleisch und mit Gemüse. Man gibt etwas Olivenöl in eine Pfanne und läßt es auf mittlerer Stufe heiß werden. Dann gibt man ganz fein gehacktes Fleisch oder Gemüse dazu.
Man läßt alles kurz anbraten und wendet es dann. Diesen Vorgang wiederholt man mehrere Male, bis das Gemüse oder Fleisch mit »Biß« gar ist.
Man würzt zum Schluß nach Wahl, z. B. mit Vollmeersalz, Paprika, Curry oder auch mit Miso oder Tamari.
Wenn man eine Soße dazu haben möchte, löscht man das Ganze mit Wasser ab und dickt es mit etwas angerührtem Kuzu an. So hat man schnell ein japanisches oder chinesisches Gericht.
Dämpfen mit Biß: Am besten geht das in einem speziellen Dampftopf, der aus zwei ineinander fassenden Töpfen besteht. Der Boden des oberen Topfes (AMC) ist gelocht. Man gibt in den unteren Topf ca. ½ Liter Wasser und bringt es zum Kochen. Danach setzt man den oberen Topf mit dem Gemüse darauf und deckt ihn ab. Man schaltet den Herd auf mittlere Stufe und läßt das Gemüse oder den Fisch ca. 15–20 Minuten, oder auch länger oder kürzer, je nach Art des Gargutes, dämpfen.
Danach wird erst gewürzt. Man kann aber auch etwas Salz oder andere Zutaten in das Wasser in den unteren Topf geben.
Garen im Katengeschirr: Katen-Geschirr ist aus Qualitäts-Steingut hergestellt. Es sind zeitlose, rustikale Formgebungen mit langer Lebensdauer. Es ist aus einem Qualitätssteingut hergestellt und zeichnet sich durch geringe Porosität des Scherbens und haarrißsichere Glasuren aus. Katengeschirr ist Gar- und Serviergeschirr in einem. Mit diesem Geschirr kann man backen, überbacken, garen, Aufläufe herstellen, Pizza backen, Brote backen, Gemüsekuchen bereiten, Fleisch garen. Ganz besonders schön ist es, daß man im Ofen im Katentopf Pellkartoffeln zaubern kann wie aus dem Kartoffelfeuer. Aber auch die guten alten Bratäpfel kann man ganz einfach im Backofen herstellen. Außerdem sieht die Bratapfelschale noch sehr hübsch aus, und jeder Gast, den Sie so verwöhnen, wird seine helle Freude daran haben.
Wichtig zu wissen ist für die Hausfrau zusätzlich, daß die Speisen darin sehr lange heiß bleiben. Außerdem kann man das Speisegut in der Form sogleich auf den Tisch bringen. Man spart also sehr viel Abwaschgeschirr, worüber die Hausfrau ganz gewiß nicht

böse ist!? Backgut löst sich hervorragend aus der Form heraus, da sie innen schön abgerundet ist.

Für uns Hausfrauen ist der Brottopf ganz besonders wichtig. Wir müssen ja darauf achten, das Brot gleichzeitig vor dem Austrocknen und vor Schimmel zu schützen. Unverpacktes Brot muß »atmen«, deswegen hat dieser Brottopf auch kleine Löcher. Er sollte meiner Meinung nach in keinem Haushalt fehlen.

Wichtig ist auch die Sauberkeit des Brottopfes. Daher sollte der Katen-Brottopf alle 1–2 Wochen mit Brottrunk gereinigt und anschließend sorgfältig trockengerieben werden. So beugt man einer Schimmelinfektion vor.

Abbildungen sind zu finden im Rezeptteil nach Seite 192.

Praktische Tips:

Über das Keimen in der Keimbox braucht man nicht mehr viele Worte zu verlieren.

Drei Tips jedoch sind sehr hilfreich.

1. Geben Sie allen Saatensorten ein paar Körner Rettich- oder Radieschensamen hinzu, dann wird das Saatgut nicht mehr schimmelig.

2. Nach der Reinigung der Keimbox sollte man diese mit Kanne-Brottrunk nachspülen, das desinfiziert.

3. In der einfachen viereckigen Keimbox ist das Keimen am einfachsten, weil die Schalenböden Schlitze haben, durch die die Keimlinge hindurch wachsen können. So erhalten Sie schöne lange Keimlinge.

Auch kann man beliebig viele Schalen als Turm aufbauen.

Teil II

Aller Anfang ist schwer

Eingangs habe ich ja schon erzählt, daß es für mich gar nicht so einfach war, dieses Buch zu schreiben. Wenn Frau Wellmann sich nicht meiner »erbarmt« hätte, wäre es nie geboren worden. Ein Kochbuch ohne Rezepte ist nun mal nicht möglich.

Doch lesen Sie, liebe Leserin, jetzt selbst, wie Frau Wellmann eigentlich dazu kam, sich meiner »Bewegung« anzuschließen. Für Sie, lieber Leser, ist das vielleicht ein tröstlicher Auftakt. Wenn man hört oder liest, wie viele Fehler auch andere Menschen noch machen können, dann fühlt man sich selbst nicht mehr so erbärmlich, sondern fängt frohgemut an, auch wenn man zwischendurch immer mal wieder »Schiffbruch« erleidet. Nehmen Sie sich also Frau Wellmanns Worte zu Herzen, und alles wird gut.

»Genauso wie Frau Friebel bin auch ich nicht aus Spaß an der Veränderung zu meiner Kostumstellung gekommen.

Meine jahrelangen Migräneanfälle konnte ich durch kein noch so starkes Medikament beseitigen, bis mir eines Tages, vor ca. 6 Jahren, ein Mediziner sagte: ›Ich habe gehört, daß man von einigen Nahrungsmitteln, z. B. Schokolade, Käse, Kaffee, Tee, Alkohol, Kuchen usw., Migräne bekommen kann.‹

Von da an habe ich angefangen, alles, was ich über Ernährung in die Hände bekam, zu lesen. Die richtigen Erkenntnisse habe ich aber erst durch sehr lange Gespräche mit Frau Friebel und Dr. Hoffmann gewonnen. Seitdem habe ich nur noch ganz selten Migräne, und wenn, dann habe ich vorher meistens mal wieder gesündigt. Dann sind es meine Gifte, die wieder herauswollen.

Als allererstes habe ich meinen *Gefrierschrank* aus der Küche geworfen, nachdem ich bei Frau Friebel lesen durfte, daß Tiefkühlkost ungesund ist. Sein lauter Motor hat mich schon lange belästigt, und frische Lebensmittel schmeckten mir auch schon immer besser als gefrorene. Den Ärger mit meinem Mann über diese Maßnahme habe ich in Kauf genommen.

Der nächste Schritt war schon vorprogrammiert, als ich kein *Schweinefleisch mehr und auch Aufschnitt daraus* auf den Tisch brachte. Heute weiß ich, diese Entscheidung hätte ich nur für mich alleine treffen dürfen.

Der nächste Schritt war die Anschaffung einer *Getreidemühle.*

Alle Getreidesorten mahle ich heute selbst: Hirse, Buchweizen, Reis, Hafer, Dinkel, Quinoa, Amaranth usw.

Danach wurde der Geschmack der Suppen und Soßen von meiner Familie bemängelt mit den Worten: ›Früher hast du aber besser gekocht!‹ Mittlerweile sind die Suppen und Soßen so schmackhaft, daß keiner mehr nörgelt. Dazu bedurfte es aber auch eines sehr langen Weges des Ausprobierens. Darum habe ich dann auch die Rezepte für Sie letztendlich aufgeschrieben, um Ihnen diesen Weg zu ersparen.

Kurz darauf habe ich erfahren, daß *Biogemüse* weniger Schadstoffe enthält als herkömmliches. Immer wieder höre ich jetzt aber auch Sätze wie: ›Ist das denn wirklich überprüft worden. Ich habe gehört, daß es genauso schlimm sein soll und vieles mehr.‹ Die gleichen Frauen, die mich so mit Fragen löchern, sehe ich oft wenig später im Supermarkt einkaufen, ohne zu fragen. Dort wird dann einfach ins Regal gegriffen. Umdenken ist doch wohl mit Anstrengung verbunden. Oder vielleicht tut Umdenken auch weh?!

Heute fahre ich 1x wöchentlich 10 km, um frisches Biogemüse zu bekommen. Ich höre jetzt auch, daß immer mehr junge Frauen eine Art Fahrgemeinschaft haben. Jede Frau fährt einmal für alle, die sich dieser Fahrgemeinschaft angeschlossen haben, zum Bauern. So kommt man vielleicht nur noch alle vier oder fünf Wochen dran und muß fahren.

Das Biogemüse lagere ich in einem kühlen Keller oder einer selbstgebauten Erdmiete oder auch in den bekannten Tontöpfen. Überall preiswert zu bekommen.

Einiges an Gemüse, z. B. Kräuter, Salat, Spinat, Mangold, Tomaten, Zucchini usw., ziehe ich selbst in meinem kleinen Garten oder in Blumenkübeln. Man kann sie also auch auf einem Balkon aufstellen. Alles gedeiht recht schön. Da ich das Glück habe und einen kleinen Garten besitze, habe ich mir auch einen Komposthaufen angelegt.

Unseren Mietern haben wir gestattet, ihren organischen Abfall auch auf unseren Komposter zu bringen. Wenn viele Hausbesitzer so dächten, hätten wir eine Menge Müll weniger. Fragen Sie Ihren Vermieter doch einmal. Fragen kostet nichts.

Auch Kleinstgartenbesitzer sollten mit einem Gemüsebeet anfangen. Erleben Sie doch einmal die Freude über den ersten geernteten Salat. Ein Gemüsegarten macht genausoviel oder wenig Arbeit wie ein Ziergarten, der nur das Auge erfreut.

Ich habe meine *Gemüsehochbeete* mitten in den Blumenbeeten. Manche Blumen halten sogar Schädlinge von Salat und Gemüse fern, z. B. Tagetes gegen die Menathodenwürmer bei Karotten.

Die nächste Sorge fing an, als eine Wohnung in unserem Haus frei wurde. Ich wollte keine neuen Mieter mit einer *Mikrowelle*, nachdem ich darüber in Frau Friebels Büchern einiges gelesen hatte. Die Studie aus der Schweiz, sie wird ja auch in diesem Buch erwähnt, hat mich dann vollends darin bestärkt. Nach einigem Suchen fanden wir auch die richtigen Mieter.

Doch der Ärger hörte nicht auf. Hatte ich eine Hürde mit Mühe genommen, stand die nächste drohend und fordernd vor mir.

Sie hieß Fertiggerichte, Dosen und alles, was haltbar gemacht war. Und ich machte immer noch den gleichen Fehler, ich entschied für meine Familie mit.

Ab sofort kaufte ich keine Fertiggerichte und haltbar gemachte Produkte mehr. Ich selbst aß immer noch sehr gerne Fleischsalat, Heringssalat, leckere Grillsoßen, Puddings und wegen der Bequemlichkeit Gemüsekonserven. Jetzt gab es nur noch frische, selbsthergestellte Gerichte.

Wenn Sie nach unseren Rezepten zu kochen anfangen, ersparen Sie sich die viele Mühe, die wir zu Anfang hatten, bis die Gerichte sehr schmackhaft und doch basisch waren.

Eines Tages wurde ich durch lautes Schimpfen in die Küche gezogen. Mein Sohn stand vor dem Kühlschrank und beschwerte sich lautstark, daß keine Säfte, Coca-Cola, Limonaden und dergleichen mehr darin waren.

Mein Vorschlag, es doch einmal mit Mineralwasser und Brottrunk als Getränk zu versuchen, lehnte er entschieden mit den Worten ab: ›Das kannst du selber trinken und dich damit vergiften, wenn es dir Spaß macht.‹

Auch die Schwarzteesorten, Früchtetees, Apfeltees und Hagebuttentees gab es nicht mehr, seitdem ich von Dr. Hoffmann wußte, daß auch diese stark säuernd sind.

Der Kaffeeverzicht fällt mir noch etwas schwer.

Ab und zu trinke ich ihn mit etwas Sahne im Verhältnis 1:4 = 1 Tasse Kaffee und 4 Tassen Mineralwasser oder Kräutertee.

Mit dem Milchverzehr wurde es mir leichtgemacht. Wir haben noch nie gerne Milch getrunken. Aber die *Käse- Joghurt- und Quarkberge*, die sonst immer reichlich vorhanden waren, wurden auch abgeschafft. Butter und Sahne habe ich aber immer vorrätig, weil es Milchfette sind und keine Milchprodukte mit viel tierischem Eiweiß.

Der nächste Kampf ging um die ach so heißgeliebten *sauren Dinge*, um die quittsauren Salate, sauren Gurken, Heringe usw.

Ich habe sehr lange gebraucht, meine Familie an Salatsoßen mit Brottrunk, statt *Essig und Zitrone,* zu gewöhnen.

Auch alle anderen Dinge, die ich früher in Essig einlegte, lege ich heute in Brottrunk ein. Ich kann sogar dafür sehr gut die Brottrunkflaschen verwenden. Also wieder weniger Müll.

Die Migräneanfälle wurden immer seltener, aber ich mußte noch einiges aus dem Speisezettel ausklammern. Diesmal waren es die süßen Dinge wie *Zucker, Süßstoff, Honig, Fruchtzucker, Schokolade, Kakao.* Seit ein paar Jahren nehme ich jetzt Zuckerrübenkraut zum Süßen.

Auch die so sehr »Vitamin-C-haltigen« Zitrusfrüchte, wie Orangen, Mandarinen, Zitronen und Kiwis, kaufte ich nicht mehr ein. Bei Frau Friebel las ich, daß sie etwa 10 Tage nach der Pflückzeit kaum noch Vitamin C enthalten. Außerdem brannte mir die Säure im Hals und auch am After.

Es fiel mir nicht schwer, mich auf basische Früchte, z. B. Mango, Papaja, Melone, Banane, Dattel, Feige und Avocado, umzustellen. Sie schmecken übrigens herrlich.

Da es mir immer noch nicht so recht gutging, riet mir Frau Friebel zu einer Hirsefastenkur. Sie ist ja auch in diesem Kochbuch beschrieben.

Dr. Hoffmann testete mit der Kinesiologie meinen Vitaminmangel aus. Das können Sie selbst auch erlernen, wenn Sie keinen Arzt oder Heilpraktiker kennen, der das für Sie macht. (Zu lernen mit dem Buch: Dr. John Diamond ›Der Körper lügt nicht‹, Vier Flamingos Verlag, Rheine). Er empfahl mir natürliche Vitamine und warnte mich vor synthetischen.

Durch richtiges Kochen versuchte ich zusätzlich, mir die fehlenden Vitamine, Spurenelemente und Mineralien aus der Nahrung zu holen. Dabei half mir das Buch ›Nahrung für deine Seele‹ von Frau Friebel und Dr. Hoffmann.

Heute habe ich nur ganz selten Migräne, meistens dann, wenn ich mich unter Streß setze.«

Rezepte

Aufläufe

Kartoffelauflauf à la Friebel

Kartoffeln
Zwiebeln
Petersilie
Thymian
Eigelb
Sahne

Geschälte und gedämpfte Kartoffeln werden grob gerieben, mit etwas Thymian, Zwiebeln, Petersilie und 2–3 Eigelb, 1–2 Eßl. Sahne vermengt. Die Masse in eine gut mit Butter ausgestrichene Form geben, bäckt alles im Ofen schön gelb. Man reicht diesen Auflauf zu Gemüse oder allein mit einer Tunke.

Backen: Kuchen/Plätzchen

Leckerlis, nicht nur für Kinder
Rezepte von Frau Ulrike Tornau aus Haltern

Chufas-Makronen (Frau Tornau)

Zutaten:
1 Beutel Chufas-Nüßli
200 g Kokosraspeln
2–2½ Eßl. Rübensirup in etwas Wasser lösen
1–2 Schuß Mineralwasser

Zubereitung:
Alle Zutaten zu einem lockeren, nicht zu feuchten Teig verrühren.
Kleine Häufchen bilden und auf ein Blech mit Backpapier setzen.
Bei 175° C 20–30 Minuten backen.

Buchweizenkipferl

Zutaten:
125 g Buchweizen, fein gemahlen
1½–2 Eßl. Rübensirup und
70 g Butter miteinander verflüssigen
50 g gemahlene Haselnüsse
3 Messerspitzen Naturvanille

Zubereitung:
Die Zutaten schnell miteinander verkneten und ¾ Std. zugedeckt
ruhen lassen, dann eine Rolle von ca. 4 cm Durchmesser formen,
½ cm dicke Scheiben abschneiden und daraus kleine Hörnchen
(Kipferl) formen.
Bei 175° C 15–20 Minuten auf oberste Herdschiene backen lassen.

Ostereier und andere Köstlichkeiten

Zutaten:
150 g gemahlene Haselnüsse
150 g gemahlene Mandeln
1 geh. Eßl. Rübensirup
1 gestr. Teel. Acerola-Pulver

Zubereitung:
Alle Zutaten verkneten und ausrollen, evtl. zwischen Backpapier. Osterhasen oder Weihnachtssymbole ausstechen oder auch Ostereier formen und in buntem Papier verpackt verschenken.

Solche Leckerlis sind auch für Oma, Opa oder andere liebe Angehörige gedacht.

Marzipankonfekt und -Kartoffeln

Zutaten:
100 g Hirse, feingemahlen
200 g abgezogene Mandeln, feingehackt
2½–3 Eßl. Rübensirup
1 Teel. Zimt
1 Teel. Wasser
¼ Teel. Naturvanille

Zubereitung:
Alle Zutaten miteinander verkneten und ausrollen. Formen ausstechen und etwas trocknen lassen.

Für die Marzipankartoffeln Kugelformen und in Carobpulver wälzen.
Im Kühlschrank etwas abhärten lassen.

Schokotürmchen aus Karob

Zutaten:
200 g Karobraspeln
120 g Kokosraspeln
6 Eßl. Sahne

Zubereitung:
Karobraspeln und Sahne im Wasserbad schmelzen lassen, dann
die Kokosraspeln dazugeben und so lange rühren, bis alles gut mit
Karobtunke umgeben ist.
Mit einem Teelöffel Häufchen auf Backpapier setzen und im
Kühlschrank aushärten lassen. Hmm!

Florentiner

150 g Mandelblätter
10 Datteln, sehr fein gehackt, oder getrocknete Mangoscheiben
1 Eßl. Rüben- oder Reissirup
50 g Butter

Alle Zutaten in Butter leicht rösten. Etwas abgekühlt ergibt diese
Konfektmasse auf Vollkornoblaten (Ø 4 cm) gestrichen und bei
175° C ca. 10 Minuten abgebacken ein köstliches Gebäck, bestimmt nicht nur für die Jüngsten.

Süße Mais-Reis-Waffeln

Zutaten:
2 Tassen Mais, fein gemahlen
2 Tassen Reis, fein gemahlen
2–3 Eßl. Rübensirup
1 gestr. Teel. Zimt
½ Flasche Mineralwasser
100 g (½ Becher) süße Sahne
1 Spur Vollmeersalz

Zubereitung:
Alle Zutaten zu einem schwer flüssigen Teig verrühren.
Das Waffeleisen auf Stufe 4 stellen.
Die Backflächen evtl. mit Olivenöl bestreichen.
Die Waffeln goldgelb ausbacken.

Variationen: 1 Tasse Sonnenblumenkerne untermengen.
Oder: Statt Zimt Vanille und 1 Tasse geh. Mandeln in den Teig rühren.
Oder: Etwas weniger Rübensirup und dann gefr. Mangostückchen untermengen.
Oder: Die pikante Variante: Statt Rübensirup etwas mehr Salz und eine Spur Cayennepfeffer einrühren.
Oder: Die Phantasie spielen lassen und Zutaten nach Belieben dazugeben, z. B. Kräuter.

Sirup-Hörnchen für Eis- oder Sahnefüllungen.

Zutaten:
3 Tassen Dinkel, sehr fein gemahlen
⅓ Flasche Mineralwasser
2 Eßl. Rübensirup
½ Teel. Naturvanille

Zubereitung:
Alle Zutaten gut verkneten und ausrollen. Kleine Quadrate ausschneiden und diese über einen Holzlöffelstiel aufrollen, wieder abziehen und mit etwas Olivenöl bestreichen. Diese Hörnchen nur kurz knusprig backen.

1. Füllung: 1 Becher Sahne steif schlagen, 1 reife Banane zerdrükken, mit der Sahne vermischen und in die Hörnchen füllen.
2. Füllung: Eingeweichte Mangoscheiben mit dem Wasser pürieren und mit der steifen Sahne vermengen und einfüllen.
3. Füllung: Eis, nach folgendem Rezept.

Eis ab und zu als Gaumenkitzel

Zutaten – Zubereitung:
1–2 Becher Schlagsahne (30% Fett) sehr steif schlagen.
1–2 Eßl. Rübensirup kurz vor dem Festwerden dazuträufeln. ½ Teel. Acerola-Pulver dazugeben. ¼ Teel. Naturvanille untermengen. Schlagsahne in Papierförmchen füllen und im Eisfach mindestens 3 Stunden tiefgefrieren.

Variationen:
1. Eine pürierte Banane untermengen.
2. Pürierte getrocknete, eingeweichte Mangoscheiben oder frische Mangostücke mit einrühren.
3. Oder als Soße über das Eis geben.
4. Frische Himbeeren, Erdbeeren oder Johannisbeeren schmekken auch sehr gut dazu.

Sahne-Obst-Dessert

¼ reife Honigmelone
3–4 Bananen
1 geh. Teel. Acerolapulver

Diese Zutaten pürieren, evtl. etwas Chufas-Nüßli zum Andicken nehmen.
1½ Becher Schlagsahne sehr steif schlagen und mit einem Schneebesen unter die Fruchtmasse heben.
Sofort servieren. Das mag jeder.

Konfekt

Zutaten:
60 g Kanne-Fermentgetreide
60 g gemahlene Mandeln oder Haselnüsse
3 Eßl. Chufas-Nüßli
1 Eßl. weiche Butter
1 Eßl. Kanne Rübenkraut

Zubereitung:
Alle Zutaten gut verkneten, zu kleinen Kugeln formen, in Chufas-Nüßli wälzen und in den Kühlschrank legen.

Vollkorncrêpes mit verschiedenen Füllungen
ca. 6 Portionen

Zutaten:
100 g Dinkel, fein ausgemahlen
2 Eigelb
⅛ l süße Sahne
⅛ l Wasser
1 Eßl. zerlassene Butter
1 Prise Vollmeersalz
Öl zum Auspinseln der Pfanne

Zubereitung:
Aus den Zutaten einen Teig rühren und ca. 1 Stunde ruhen lassen.
Eine gute Edelstahlpfanne mit etwas Öl auspinseln.
Den Boden der Pfanne ganz dünn mit Teig bedecken und so lange auf mittlerer Stufe ausbacken, bis die obere Schicht trocken und die untere gebräunt ist.
Umwenden und fertig braten.

Füllungen; z. B.
1. Kanne-Rübenkraut und Chufas-Nüßli.
2. Geschlagene Sahne mit Karob verrührt.
3. Mangogelee oder andere pürierte Früchte.
4. Oder beliebige gedünstete Gemüsefüllungen.

Z. B. Spinat mit glasig gedünsteten Zwiebeln
PH-Wert = 6,8–7

Zutaten für 2 Portionen:
500 g frischen Spinat
2 Tassen Wasser
1 große Zwiebel
1 Eßl. Butter
1 Knoblauchzehe
etwas Vollmeersalz und etwas Muskatnuß

Zubereitung:
Den Spinat waschen und mit dem Wasser zum Kochen bringen
und ca. 5 Minuten auf kleiner Stufe köcheln lassen.
In der Zwischenzeit die Zwiebel und die Knoblauchzehe häuten
und kleinschneiden. Beides mit 1 Eßl. Butter glasig dünsten.
Den Spinat mit einem Schöpfsieb aus dem Wasser nehmen und
zu den Zwiebeln geben.
Mit etwas Salz und Muskatnuß würzen.
Den Spinat auf die Crêpes verteilen.

Sterntaler

Zutaten:
500 g feingemahlenes Dinkelmehl
250 g Butter
100 g gemahlene Haselnüsse
50 g Chufas-Nüßli
1 Tasse gehackte, getrocknete Mangoscheiben
3 Eßl. Kanne-Rübenkraut
⅛ l Wasser
50 g Kanne-Fermentgetreide
1 Teel. Zimt
1 Prise Salz
Zum Bestreichen 2 Eßl. Karob

Zubereitung:
Alle Zutaten zu einem Teig verkneten.
3–4 mm dick ausrollen und Sterne ausstechen.
Auf ein mit Backpapier belegtes Backblech legen und bei 160–180° C 12–15 Minuten backen lassen.
Das Karob mit Wasser verrühren und mit einem Pinsel auf die Sterne streichen.

Gemüsekuchen, den jeder einmal versuchen sollte.

Den Teig wie beim Zwiebelkuchen. (s. S. 120)

Für die Füllung:
2 mittelgroße Möhren, grob geraspelt
1 Porrestange in dünne Ringe geschnitten
1 Kohlrabi in feine Stifte geschnitten
1 Tasse süße Sahne
1 Eßl. Reismehl, sehr fein
½ Teel. Vollmeersalz
1 Gemüsebrühwürfel in Wasser auflösen
1 Eßl. frische gehackte Kräuter nach Belieben
1 Eßl. Kürbiskerne

Zubereitung:
Den Teig in eine gefettete Springform geben. Das Gemüse mit der Sahne, den Kräutern und Gewürzen vermischen und auf den Teigboden füllen.
Mit den Kürbiskernen bestreuen.
Bei 180°–200° ca. 45–60 Minuten auf mittlerer Schiene backen.

Mit einem Glas Brottrunk-Mineralwassergemisch ist dieser Gemüsekuchen ein willkommenes Mittag- oder Abendessen.

Tip: Die Gemüsesorten können Sie wahlweise verändern.

Zwiebelkuchen

Zutaten für den Teig:
125 g Dinkel, fein gemahlen
100 g Butter
1 geh. Teel. Basilikum
1 Teel. Vollmeersalz
1 Teel. roten süßen Paprika
1 Messerspitze Cayennepfeffer

Für die Füllung:
500 g Zwiebeln – 6 mittelgroße in Ringen
2 Eßl. Olivenöl
½ Teel. Kümmelkörner

Zubereitung:
Aus allen Zutaten für den Teig einen Mürbteig kneten und in eine gefettete Tortenform drücken.
Während der Teigruhe von ½ Stunde die Zwiebelringe in Olivenöl glasig dünsten, danach die Kümmelkörner dazugeben und die Zwiebelmasse auf den Teig in die Form geben.
Sehr gut schmeckt der Guß aus 2 Eßl. feingemahlenem Dinkel und 2 Eßl. Chufas-Nüßli und ½ Becher Sahne mit etwas Salz verrührt. Einfach darüberschütten und bei 180–200° C 30–40 Minuten backen lassen.
Manche mögen's heiß und manche kalt, manche mit oder ohne knackigem Salat.

Schwarzwälder Kirschtorte
Sie kann mit jeder herkömmlichen Torte konkurrieren!

Zutaten für den Teig:
125 g Dinkel, fein gemahlen
80 g Butter
2 Eßl. Rübensirup
½ Teel. Anis, mit dem Dinkel zusammen mahlen
½ Teel. Naturvanille
Für die Füllung auf den ersten Boden:
2 Eßl. Kirschwasser
1 Eßl. Wasser
1 Eßl. Rübensirup
200 g geschlagene Sahne, dazu 3 Eßl. Karobraspeln
Füllung auf den zweiten Boden:
200 g geschlagene Sahne
1½ Eßl. Rübensirup
2 Eßl. Sauerkirschen
Zum Bestreichen der Torte:
200 g geschlagene Sahne u. Karobraspeln

Zubereitung des Teiges:
Den Rübensirup in der heißen Butter schmelzen und mit den anderen Zutaten zu einem festen Teig kneten.
Aus diesem Teig 3 Böden backen, in einer gefetteten Tortenform bei ca. 175° C, etwa 20–25 Minuten.
Nach dem Erkalten der Böden die Füllungen darauf verteilen und die Torte fertigstellen.
Auf den ersten Boden das Gemisch aus Kirschwasser, Rübensirup und Wasser streichen. Darauf die geschlagene Sahne mit den Karobraspeln geben.
Den zweiten Boden darüberlegen und mit nochmals einem Becher geschlagener Sahne, dem Sirup und den Sauerkirschen bestreichen. Jetzt den dritten Boden darauflegen. Die nun im Rohgerüst fertige Torte mit einem weiteren Becher geschlagener Sahne bestreichen und mit Karobraspeln üppig bestreuen.
Die Schwarzwälder Kirschtorte muß mindestens ½ Tag im Kühlschrank durchziehen. Ein Gaumenschmaus!

Obsttorte Afrika

Sie ist eine Augenweide auf jedem Kindergeburtstag, wenn Sie die Torte mit vielen kleinen bunten Schirmchen und Fähnchen schmücken.

Zutaten:
125 g Dinkel, fein gemahlen
75 g Butter
1½–2 Eßl. Rübensirup
½ Teel. Anis, mit dem Dinkel zusammen mahlen
Als Belag:
Bananen und frische Mangos
Steif geschlagene Sahne

Zubereitung:
Den Rübensirup in der Butter schmelzen und mit dem Mehl vermengen.
Nach ½ Stunde Teigruhe in eine gefettete Tortenform drücken und 20–30 Minuten bei 175° C abbacken. Nach dem Erkalten mit Bananenscheiben und Mangostückchen belegen und mit Sahne garnieren. Die Schirmchen und Fähnchen nicht vergessen.
Kann sie keine 2–3 Stunden durchziehen, sollte man den erkalteten Boden mit etwas Mangosaft beträufeln, wobei man ihn zuvor mehrere Male mit einer Gabel einsticht.
Diese Torte schmeckt auch mit anderem Belag, z. B. pürierten Datteln oder Feigen oder Melonenstücken. Oder auch nur mit geschlagener Sahne, in die man beliebige Früchtstückchen gibt und dann auf den Boden häuft.

Mandelkuchen

Zutaten:
2 Pakete Chufas-Nüßli (400 g.)
200 g Mandeln, grob geraspelt
125 g Butter
2 Eßl. Rübenrisup
2 Teel. Weinsteinbackpulver
½ Flasche Mineralwasser

Zubereitung:
Den Rübensirup in der heißen Butter schmelzen und mit den anderen Zutaten vermischen und in eine gefettete Tortenform geben. In die Oberfläche ein Muster drücken. Bei 175° C 30–45 Minuten leicht braun backen. Mit Sahne servieren.

Haferfladen süß

Ganz anders und doch simpel zu backen aus:
900 ml Wasser
250 g Hafer, grob geschrotet
2 Tassen grob gemahlene Haselnüsse
1 Tasse gefr. Feigen, gewürfelt
½ Teel. Zimt
1 Eßl. Rübensirup
¼ Teel. Salz

Zubereitung:
Teig, wie für Haferfladen herzhaft, aufkochen und abkühlen lassen, Haselnüsse, Sirup und Gewürze dazugeben und auf gefettetes Backblech streichen und bei 180–200° C ca. 20–30 Minuten goldbraun backen. Auch vor dem Endgaren portionieren.
In noch warmem Zustand etwas Rohrzuckermelasse darüberstreuen. Mit Sahnetupfer als Beigabe servieren.
Dazu paßt Möhrensalat mit Mangostückchen, siehe Salate. Auch ein beliebtes Schulbrot, vielleicht mit einem Apfel als Beilage.

Haferfladen herzhaft

Zutaten:
900 ml Wasser
1 Gemüsebrühwürfel oder -granulat
250 g Hafer, grob geschrotet
2 große Zwiebeln, gewürfelt und geröstet
2 Eßl. grüne Kräuter, z. B. Petersilie, Liebstöckel, Majoran
o. ä.
1 Tasse Sonnenblumenkerne

Zubereitung:
Das Wasser zum Kochen bringen, die Gemüsebrühe einrühren, den Hafer nach und nach einstreuen und bis zum Aufwallen weiterrühren. Bei ausgeschalteter Flamme ausquellen lassen. Wenn der Brei nahezu erkaltet ist, die übrigen Zutaten dazugeben.
Den Haferbrei auf ein gefettetes Backblech nicht zu dick aufstreichen und bei 180–200° C ca. 20–30 Minuten goldgelb backen.
10 Minuten vor der Endgare die Platte aus dem Ofen nehmen und den Fladen in Stücke portionieren, dann bis zum gewünschten Bräunungsgrad fertigbacken.
Dazu paßt eine Tomatensoße, pikant abgeschmeckt (siehe unter Soßen), und ein bunter Rohkostsalat.
Kinder freuen sich auch über einen erkalteten Haferfladen als Schulbrot.

Kastanienmehlobladen italienisch

Zutaten:
100 g Kastanienmehl
100 g Chufas-Nüßli
30 g getrocknete Mangoscheiben
1 Tasse oder mehr stilles Mineralwasser
Vollkornobladen

Zubereitung:
Einige Stunden vor der Zubereitung die getrockneten Mangoscheiben kleinschneiden und in 1 Tasse stillem Mineralwasser
einweichen.
Danach in eine Rührschüssel geben und mit dem Kastanienmehl
und den Chufas-Nüßli zu einem dünnflüssigen Teig verrühren.
Mit einem Teelöffel kleine Häufchen auf die Obladen geben und
auf ein Backblech setzen.
Bei 160° im Umlufterd ca. 15 Minuten backen lassen.

Pikante Variante:
Statt der Trockenfrüchte kann man auch frisches kleingeschnitte-
nes Gemüse verwenden, z. B. rote Paprika, Zucchini, Zwiebeln
usw., lecker zu jedem frischen Salat.

Bratapfel aus dem Katengeschirr:

Zutaten:
1 großer roter Apfel
5 Eßl. süße Sahne oder nach Belieben mehr
2 Eßl. Chufas-Nüßli
1 Eßl. Mandelblätter
1 Eßl. ungeschwefelte Rosinen
1 Teel. Kanne-Zuckerrübensirup
½ Teel. Zimt
1 Messerspitze Acerolapulver

Zubereitung:
Den Apfel waschen und das Kerngehäuse ausstechen. Die Rosinen und die Mandelblätter in die Öffnung füllen.
Die Sahne mit den Chufas-Nüßli, dem Sirup und dem Zimt verrühren und über den Apfel gießen und dann in eine kleine Katengeschirrform mit Deckel geben und bei 175° C im Umluftherd ca. 25 Minuten garen.
Der Apfel ist gut, wenn die Haut aufplatzt. Zuletzt mit Acerolapulver bestreuen.

Backen: Brote

Kartoffelbrot mit Maismehl, sonnengelb und sehr lieblich

Zutaten:
250 g mehlige, festkochende Kartoffeln
200 g feines Maismehl (Reformhaus)
3 Eßl. Kuzu
1 Tasse Mineralwasser
1 Eigelb
1 Teel. Kanne-Fermentgetreide
½ Teel. Zimt
¼ Teel. Vollmeersalz
1 Messerspitze Muskatnuß
Butter zum Ausfetten der Katengeschirrform

Zubereitung:
Die Kartoffeln als Pellkartoffeln kochen, abpellen und in einer Rührschüssel mit einem Kartoffelstampfer zerdrücken.
Das Kuzu in dem Mineralwasser auflösen und mit allen anderen Zutaten gut untermengen. Eine flache Katengeschirrschüssel mit Butter ausfetten und den Teig einfüllen.
Bei 160° C im Umluftherd ca. 50 Minuten backen lassen, wobei man eine Schale mit Wasser in den Ofen stellt.
Im Kühlschrank hält sich das Brot etwa 5–6 Tage.

Kartoffel-Hirse-Brot mit Kräutern, da kann ein Rheumakranker nicht meutern.

Zutaten:
250 g mehlige, festkochende Kartoffeln
200 g Hirse, fein gemahlen
3 Eßl. Kuzu
1 Tasse stilles Mineralwasser
1 Eigelb
2 geh. Eßl. frische Kräuter, z. B. feingehackte Beinwellblätter, durch eine Kräutermühle gedrehte Brennesselspitzen oder Spitzwegerichblätter
1 Teel. Kanne-Fermentgetreide
¼ Teel. Vollmeersalz
Butter zum Ausfetten der Katengeschirrform

Zubereitung:
Die Kartoffeln als Pellkartoffeln kochen, abpellen und in einer Rührschüssel mit einem Kartoffelstampfer zerdrücken.
Das Kuzu in dem Mineralwasser auflösen und mit allen anderen Zutaten gut vermischen, bis ein geschmeidiger Teig entsteht.
Eine flache, runde Katengeschirrform mit Butter ausfetten und den Teig einfüllen.
Bei 160° C im Umluftherd ca. 50 Minuten backen lassen.
Eine Wasserschale auf den Herdboden stellen, dann bleibt das Brot schön saftig.

Kartoffelbrot mit Amaranth, sehr herzhaft

Zutaten:
500 g mehlige, festkochende Kartoffeln
200 g Amaranth oder Quinoa, fein gemahlen
150 g Chufas-Nüßli
3 Eßl. Kuzu
3 Tassen stilles Mineralwasser
1 Teel. Kanne-Fermentgetreide
1 Teel. Kanne-Zuckerrübensirup
½ Teel. Vollmeersalz
Butter zum Ausfetten der Katengeschirrform

Zubereitung:
Die Kartoffeln als Pellkartoffeln kochen, abpellen und in einer Rührschüssel mit einem Kartoffelstampfer zerdrücken.
Das Kuzu in dem Mineralwasser auflösen und mit allen anderen Zutaten gut untermengen. Eine flache Katengeschirrschüssel mit der Butter ausfetten und den Teig einfüllen.
Bei 160° C im Umluftherd ca. 100 Minuten backen lassen. Damit das Brot schön saftig bleibt, stellt man eine Schüssel mit Wasser auf den Herdboden.
Am besten schmeckt es, wenn man es erst am nächsten Tag anschneidet.
Zur Aufbewahrung stellt man es in den Kühlschrank, dort hält es sich etwa 5–6 Tage.

Glutenfreies Brot, nach Regina Kemmer, Ulm

500 Gramm Buchweizen
200 Gramm Hirse
40 Gramm Amaranth, fein mahlen
3 Eßl. Sonnenblumenkerne
2 Eßl. Kümmel (ganz)
1 Eßl. Meersalz
450 Gramm warmes Wasser
1 Würfel Hefe

Alles zusammen in eine Schüssel geben und dazu die aufgelöste Hefe mit Wasser einrühren. Kurz durchkneten.
Bei 250° C auf der untersten Rille in den Backofen schieben, ca. ¾ Stunde backen.

Hirsebrot oder Hirsefladen

Zutaten für Hirsebrot:
200 g feingemahlene Hirse
2 Händevoll feingeraspelte Karotten oder gekeimte Sojabohnen
oder feingeraspelter Hokkaidokürbis
1 Tasse Wasser oder etwas mehr
¼ Tasse erst- und kaltgepreßtes Olivenöl
ca. 5 Eßlöffel Chufas-Nüßli
1 Eßlöffel Pinienkerne
je 1 Teel. Agar-Agar, Guakernmehl und Fermentgetreide
je 1 Messerspitze Vollmeersalz, Koriander und Bohnenkraut

Zubereitung:
Die Hirse fein mahlen und in eine große Rührschüssel geben.
Alle anderen Zutaten dazugeben und gut verrühren, bis eine geschmeidige Masse entsteht.
So lange Wasser dazugeben, bis der Teig leicht vom Löffel reißt.
Den Teig in eine gutgefettete längliche, hohe Keramikform geben und bei 180° ca. 40 Minuten backen lassen. Das Brot bleibt so hoch, wie der Teig eingefüllt wird.
Denselben Teig kann man auch für Hirsefladen verwenden. Man kann dann statt des Gemüses auch frische, gehackte Kräuter, z. B. Schnittlauch, Dill oder Beinwell, untermengen.
Der Teig wird zu runden Fladen ausgerollt und auf ein mit Backpapier auf ein Backblech gelegt und bei ca. 160° C ca. 20 Minuten gebacken. Die Fladen können noch warm mit Butter bestrichen und gegessen werden.

Dinkelbrot à la Frau Göwert

Zutaten:
850 g nicht ganz fein gemahlenen Dinkel
500 ml heißes Wasser mit
250 ml Kanne-Brottrunk mischen
150 g feingemahlenen Buchweizen
50 g Chufas-Nüßli
Nach Wahl 1 Handvoll Sonnenblumen- oder Kürbiskerne
1 Paket frische Hefe
1 Eßlöffel Fermentgetreide
2 Teelöffel Vollmeersalz

Zubereitung:
Das Mehl, den Buchweizen, die Chufas-Nüßli, die Kerne und das Salz in eine große Schüssel geben und vermischen. In der Mitte des Mehls eine Kuhle formen und darin die Hefe mit dem Brottrunk-Wasser-Gemisch auflösen, dann alles gut miteinander vermengen und kneten.
Den Teig zu einem Klumpen formen und zugedeckt 20 Minuten bei Zimmertemperatur gehen lassen. Danach den Teig in eine gutgefettete längliche, hohe Keramikform geben und bei 180° C ca. 1 Stunde backen.
Auf den Boden des Backofens ein Gefäß mit Wasser stellen.
Bei kleinerer Form die Menge der Zutaten teilen oder in 2 kleinen Formen abbacken.

Reis-Mais-Brot

Zutaten:
3 Tassen Reis, fein gemahlen
2 Tassen Mais, fein gemahlen (fertig)
1 Tasse Leinsamen
2 Teel. Vollmeersalz
¾ l Wasser
3 Eßl. Brottrunk
2 Teel. Weinsteinbackpulver

Zubereitung:
Das Mehl mit allen Zutaten, bis auf das Weinsteinbackpulver, vermischen.
Die Schüssel mit einem Küchentuch und einer aufgeschnittenen Mülltüte abdecken und einige Stunden quellen lassen (6–8 Std.).
Dann das Backpulver darunterkneten.
Wenn der Teig zu trocken ist, noch etwas Wasser dazugeben.
Den Teig in eine gefettete Kastenform füllen und bei 175° C, nicht höher, ca. 1–1½ Std. backen, bis die Ränder des Brotes sich braun färben. Wenn das Brot fertig ist, mit einem Küchentuch abdecken, damit die Feuchtigkeit darin bleibt.

Chufas-Buchweizen-Brot

Lecker zum Sonntagsfrühstück oder als Schulbrot mit Butter bestrichen.

Zutaten:
850–900 ml Wasser
1½ Pakete (300 g) Chufas-Nüßli
5 Tassen Buchweizen, fein gemahlen
3 Tassen Reis, fein gemahlen
1 Tasse Hirse, fein gemahlen
1 Handvoll Rosinen
½ Tasse Brottrunk
2 Teel. Weinsteinbackpulver
1 Teel. Vollmeersalz
Für Leckermäuler kann man 1 Eßl. Rübensirup unterkneten.

Zubereitung:
Die Mehlsorten in Wasser, Salz und Brottrunk einrühren. Einige Stunden quellen lassen (6–8 Std.).
Dann Chufas-Nüßli, Rosinen und Backpulver unter den Teig kneten, evtl. noch etwas Wasser dazugeben.
In gefetteter Kastenform bei 175° C 1–1½ Std. auf der Mittelschiene des Backofens backen.
Jeder Backofen ist anders, bitte beobachten.
Wenn das Brot fertig ist, mit Küchentuch abdecken, damit die Feuchtigkeit darin bleibt.

Dinkelbrot

Zutaten:
800 g Dinkel, fein gemahlen
750 ml Wasser
2 Pakete (400 g) Chufas-Nüßli
3 Eßl. Brottrunk
2 Teel. Weinsteinbackpulver
2 Teel. Vollmeersalz

Zubereitung:
Das Mehl in Wasser, Salz und Brottrunk einrühren. Über Nacht quellen lassen, unter Folie und Küchentuch. Dann Backpulver und Chufas-Nüßli unterkneten, evtl. noch etwas Wasser dazugeben. In gefetteter Kastenform bei 180° C auf der mittleren Ofenschiene 1 Std. goldbraun backen. Danach gut abdecken.
Jeder Backofen ist anders, bitte zwischendurch kontrollieren.
Das Brot ist gar, wenn man mit einer Stricknadel oder einem Fleischspieß hineinsticht und beim Herausziehen kein Teig daran kleben bleibt.

Warum nicht auch Brötchen?

Aus diesem Teig kann man Osterhasen oder Stutenkerle formen.

Grundteig:
500 g Dinkel, fein gemahlen
400 ml Wasser
1 Tasse grob geraspelte Mandeln
1 Tasse kleingewürfelte getrocknete Datteln, Feigen oder Mangoscheiben, 1 Teel. Vollmeersalz

Zubereitung:
Alle Zutaten verkneten und ½–1 Std. ruhen lassen. Mit dem Eßl. Partybrötchen auf ein mit Backpapier belegtes Blech setzen und ½–¾ Std. bei 175° C auf mittlerer Schiene goldgelb backen.

Osterhasen:
Reichlich 1 Eßl. vom Teig abteilen und auf einer bemehlten Unterlage ein Oval formen.

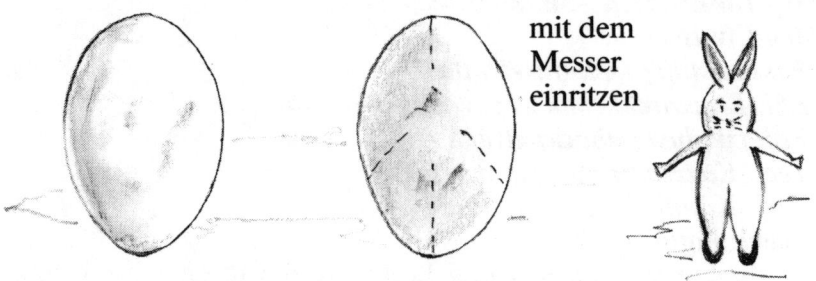

mit dem
Messer
einritzen

mit den
Fingern
ausformen
Rosinen als Augen

Stutenkerle:

Reichlich 1 Eßl. vom Teig abnehmen und ein Oval formen.

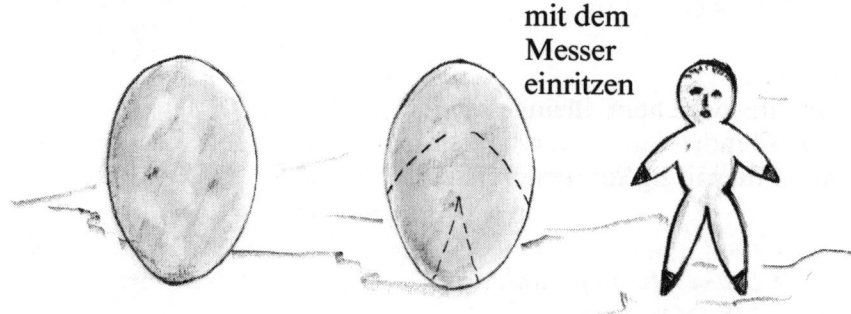

mit dem
Messer
einritzen

Mit den Fingern modellieren
Rosinen als Augen
Mandel als Nase
3 Pinienkerne als Mund

Wichtig ist, daß die Figuren aus einem Stück geformt werden.
Das können sogar Kinder!

Buchweizenbrot, herzhaft, saftig mit frischem Dill

Zutaten:
200 g Buchweizen, fein gemahlen
200 g Chufas-Nüßli
3 Tassen stilles Mineralwasser
3 Eßl. Kuzubröckchen in etwas Wasser auflösen
1 Eßl. frischen, feingehackten Dill
1 Teel. Kanne-Zuckerrübensirup
1 Teel. Kanne-Fermentgetreide
½ Teel. Vollmeersalz

Zubereitung:
Alle Zutaten in eine Rührschüssel geben und mit dem Wasser zu einem geschmeidigen Teig verrühren.
Eine flache Katengeschirrform, von der Größe eines Suppentellers, nehmen und gut mit Butter ausfetten.
Den Teig einfüllen und verstreichen.
Bei 160° C im Umluftherd ca. 60 Minuten ausbacken. Auf den Boden des Backofens ein Gefäß mit Wasser stellen, dann bleibt das Brot schön saftig.

Variante:
Mit eingeweichten, kleingeschnittenen Trockenfrüchten und ein paar Mandelblättern verwandelt man es in ein leckeres Früchtebrot. Nur mit Butter servieren.

Brotaufstrich

Kräuterbutter, selbstgemacht, als Brotaufstrich oder Beilage für Gemüse und Teigwaren.
pH-Wert 7–7,4

Zutaten:
½ Pfd. Butter
frische oder getrocknete Kräuter,
z. B. Schnittlauch, Dill, Petersilie, Brennessel usw.
etwas Vollmeersalz
etwas süßen Paprika, gemahlen

Zubereitung:
Die Butter bei Zimmertemperatur mit einer Gabel zerdrücken.
Alle Kräuter und Gewürze unterrühren.
In ein Schraubglas geben.
Die Butter hält sich ein paar Tage im Kühlschrank.

Avocadocreme
4 Portionen
pH-Wert = 7–7,4

Zutaten:
1 reife Avocado, sie ist reif, wenn sie sich mit dem Finger ein-
drücken läßt.
1 Zwiebel ganz fein schneiden
1 Eßlöffel Schnittlauchröllchen
1 Teel. Olivenöl
1 Teel. Kanne-Fermentgetreide
1 Prise Vollmeersalz
1 Prise Pfeffer

Zubereitung:
Die Avocado der Länge nach aufschneiden. Die beiden Hälften
gegengleich in der Hand drehen. Den Kern herauslösen und die
Schale entfernen. Das Fruchtfleisch mit einer Gabel zerdrücken.
Alle übrigen Zutaten dazugeben und miteinander verrühren und
fertig ist ein leckerer Aufstrich.

Diese Creme können Sie mit etwas Kanne-Brottrunk verlängern
und als Salatsoße verwenden.

Basische Marmelade oder basisches Gelee
pH-Wert = 7

Zutaten:
½ l Mineralwasser
je 1 Handvoll getrocknete Feigen, Datteln und Mangoscheiben
4 Teelöffel Agar-Agar
etwas geschlagene Sahne und Zimt

Zubereitung:
Die Trockenfrüchte in dem Mineralwasser ca. 4 Stunden einwei-chen lassen. Danach alles mit einem elektrischen Mixstab zerklei-nern.
Die Masse in ein Schraubglas geben.
Diese Marmelade hält sich einige Tage im Kühlschrank. Man kann sie auf Reiswaffeln, Hirsebrot oder andere Unterlagen ge-ben.

Für das Gelee einfach mehr Mineralwasser nehmen.
Nach dem Einweichen und Mixen die Masse zum Kochen brin-gen.
Das Agar-Agar mit Wasser verrühren und zu der köchelnden Masse geben.
Kurz aufköcheln lassen, dann in eine Glasschüssel füllen und er-kalten lassen.
Mit geschlagener Sahne und Zimt garnieren.

Dinkelpaste

Zutaten:
1 Tasse Wasser
2–3 Zwiebeln sehr fein geschnitten
4 Eßl. frischgemahlenen Dinkel oder etwas mehr
1 Eßl. Kanne-Fermentgetreide
1 Eßl. Olivenöl
1 Gemüsebrühwürfel
1 Messerspitze Thymian und Majoran

Zubereitung:
Die sehr fein geschnittenen Zwiebeln in etwas Olivenöl glasig dünsten.
Das Wasser aufgießen.
Das Dinkelmehl einrühren und 5 Minuten auf kleiner Stufe köcheln lassen.
Die Masse abkühlen lassen.
Das Fermentgetreide, das Olivenöl, die Gewürze und den aufgelösten Gemüsebrühwürfel unterrühren.
Die Paste in ein leeres Schraubglas füllen und in den Kühlschrank stellen.

Tip:
Die Paste schmeckt gut auf Reiswaffeln und Hirsebrot, dazu frische Gemüsescheiben oder Keimlinge.

Eintöpfe

Leipziger Allerlei, altbekannt und teilweise falsch überliefert.
pH-Wert = 7–7,4

Unter Leipziger Allerlei versteht man junges, zartes Frühlingsgemüse, das man nur kurz dämpft, z. B. Kohlrabi, Karotten, Erbsen, Zuckerschoten, grüne und gelbe Böhnchen, Blumenkohl usw. Früher hat man jede Gemüsesorte für sich gegart. Mit den heutigen modernen Töpfen mit Wärmeleitböden kann man das Gemüse in einem großflächigen Topf kurz garen, ohne daß es den Geschmack untereinander annimmt.

Zutaten:
3 Karotten in Stifte geschnitten
1 Kohlrabi, gewürfelt
1 Handvoll frische Erbsen
1 Handvoll grüne Böhnchen
3 Eßl. Butter
1 große Zwiebel, fein geschnitten
etwas Vollmeersalz, so wenig wie möglich
2 Eßl. gehackte Petersilie zum Bestreuen

Zubereitung:
Das Gemüse, bis auf die Zwiebel, waschen und mit nur ½ Tasse Wasser zum Kochen bringen. Sobald Dampf unter dem Deckel hervortritt, die Kochplatte auf ganz kleine Stufe herunterschalten und nach ca. 10 Minuten prüfen, ob das Gemüse al dente (gar mit Biß) ist.
In der Zwischenzeit die gewürfelte Zwiebel in der Butter glasig dünsten und über das Gemüse geben. Etwas salzen und mit Petersilie bestreuen. Dazu schmeckt Kartoffelbrei sehr gut.

Tip:
Man kann auch sofort ein paar kleingeschnittene Kartoffeln dazu dämpfen, dann hat man eine schnelle, komplette Mahlzeit.
Vorweg ein kleiner frischer Salat, ist zu empfehlen.

Linsensuppe süß-sauer
pH-Wert 7

Zutaten für ca. 4 Portionen:
125 g Linsen einige Stunden in 1 l Wasser einweichen
6 mittlere Kartoffeln
4 mittlere Karotten
1 Stange Porree
1 mittlere Zucchini
1 große Zwiebel
1 Tasse Kanne-Brottrunk
1 Handvoll Radieschenblätter
1 Eßl. Butter
1 Eßl. Kanne-Fermentgetreide
1 Eßl. Kanne-Zuckerrübensirup
1 Teel. Vollmeersalz
1 Prise Pfeffer
zum Garnieren gehackte, frische Petersilie

Zubereitung:
Die eingeweichten Linsen mit dem Einweichwasser zum Kochen bringen und auf kleiner Stufe ca. 30 Minuten köcheln lassen (rote Linsen brauchen nur die halbe Zeit).
In der Zwischenzeit die Karotten, die Kartoffeln, die Zucchini, die Zwiebel und den Porree säubern und kleinschneiden, zu den Linsen geben und 15 Minuten weiter kochen lassen.
Die Radieschenblätter waschen und kleinhacken und zum Schluß 1 Minute mitköcheln lassen.
Mit Vollmeersalz und Pfeffer würzen.
Den Topf von der Kochstelle nehmen und den Brottrunk, das Fermentgetreide, das Rübenkraut und die Butter unterrühren.
Mit gehackter Petersilie bestreuen.

Deftiger Eintopf
5–6 Portionen
pH-Wert = 7–7,4

Zutaten:
½ l Wasser
1 kleiner Wirsing
6 große Kartoffeln
3 Karotten
1 Kohlrabi mit Blättern
1 große Zwiebel, kleingeschnitten
1 Stange Porree
2 Eßl. Butter
1 Gemüsebrühwürfel
etwas Vollmeersalz und etwas Pfeffer
zum Garnieren frische gehackte Kräuter, z. B. Brennessel, Spitzwegerich oder Löwenzahn

Zubereitung:
Die Zwiebel in der Butter in einem großen Edelstahltopf glasig dünsten.
Das restliche Gemüse waschen, kleinschneiden und zu den Zwiebeln geben.
Das Wasser dazugeben und alles ca. 15 Minuten gar dünsten.
Mit Salz, Pfeffer und dem Gemüsebrühwürfel würzen.
Vor dem Servieren mit den Kräutern garnieren.

Grünkohleintopf
ca. 3 Portionen
pH-Wert = 6,8–7

Zutaten:
1 Grünkohlrosette
8 große Kartoffeln
1 oder 2 große Zwiebeln, kleingeschnitten
ca. ¼ l Wasser
2 Eßl. Butter
1 Schuß Sahne nach Belieben
1 Teel. Kanne-Fermentgetreide
Salz und Pfeffer nach Geschmack oder Gemüsebrühwürfel

Zubereitung:
Die kleingeschnittene Zwiebel in der Butter glasig dünsten.
Den Grünkohl waschen, ebenfalls kleinschneiden und auf die Zwiebeln geben.
Die Kartoffeln mit der Gemüsebürste säubern, samt Schale kleinschneiden, unter den Grünkohl mengen und mit dem Wasser auffüllen.
Alles auf mittlerer Schiene ca. 25 Minuten gar dünsten.
Mit Salz und Pfeffer oder einem Gemüsebrühwürfel würzen und von der Kochstelle nehmen.
Die Sahne und das Fermentgetreide unterrühren.

Fleischgerichte

Hähnchengulasch schön würzig
ca. 2 Personen

Zutaten:
2 ganze, frische Hähnchenbrüste
¼ l Wasser
2 Zwiebeln feingehackt
1 Zucchini kleingeschnitten
1 rote Paprika kleingeschnitten
6 Tomaten gewürfelt
1 Stange Porree in feine Ringe geschnitten
100 g Champignons geviertelt
3 Eßl. Olivenöl
½ Tasse Kanne-Brottrunk
1 Eßl. Kanne-Zuckerrübensirup
1 Teel. Kanne-Fermentgetreide
¼ Teel. rotes Paprikapulver
1 Messerspitze Curry
etwas gehackte Petersilie zum Bestreuen

Zubereitung:
Die Hähnchenbrüste in ganz feine Streifen schneiden. Das Öl auf mittlerer Stufe erhitzen, die Hähnchenstreifen, die Zwiebeln und die Knoblauchzehe darin anrösten.
Das kleingeschnittene Gemüse dazugeben und mit dem Wasser auffüllen.
Alles ca. 20 Minuten auf kleiner Stufe dünsten lassen.
Dann mit dem Brottrunk, dem Sirup, dem Fermentgetreide, dem Salz, dem Paprika und dem Curry würzen und gut verrühren.
Das Gulasch in eine Katengeschirrterrine füllen und mit der gehackten Petersilie bestreuen.

Lammbraten »Vital« von Maria Stärfl

400 g Lammschulter od. -keule ohne Knochen
1 kl. rote Paprikaschote
1 kl. Zwiebel
1 Karotte
ca. 5 Eßl. frische Sahne

Marinade:
2 Eßl. Sonnenblumenöl kaltgepr.
2 Eßl. Kanne-Brottrunk
1 Eßl. Kanne-Fermentgetreide
1 Teel. mittelscharfer Rübrosenf
½ Teel. Kräutermeersalz
½ Teel. Thymian
½ Teel. Oregano
1 Knoblauchzehe zerdrückt

Fleisch gut waschen, trocken tupfen und mit der gutverrührten Marinade satt einreiben, in einem verschließbaren Gefäß 1 Tag kühl gestellt einziehen lassen.
Etwas Öl in einem Topf erhitzen, das Fleisch kurz anbraten, Gemüse hinzugeben und mit Wasser aufgießen, zudecken und bei mittlerer Hitze gut eine Stunde schmoren lassen. Anschließend Fleisch entnehmen, Soße pürieren oder mixen, Sahne zugeben, nochmals aufkochen lassen und mit Kräutersalz abschmecken.

Geeignete Beilagen:
Salz- oder Bratkartoffeln, Butterbohnen, Möhren oder Rosenkohl.

Klassischer Lammbraten mit grünen Böhnchen
ca. 4 Portionen
pH-Wert = 7

Zutaten für den Braten:
1 kg Lammfleisch
6 Zwiebeln
2 große Karotten
1 Flasche Kanne-Brottrunk
½–1 l Wasser zum Angießen
1 Eßl. Kanne-Fermentgetreide
1–3 Knoblauchzehen
1 Schuß süße Sahne
etwas Vollmeersalz, etwas Pfeffer
Olivenöl zum Anbraten
1 Messerspitze Beifuß
frische Kräuter nach Belieben

Zutaten für die Böhnchen:
500 g grüne Böhnchen
2 Tassen Wasser
2 Eßl. Butter
etwas Vollmeersalz, etwas Muskat

Zubereitung Braten:
Das Lammfleisch vom groben Fett und von dicker Haut befreien.
24 Stunden vor dem Anbraten in eine Schüssel geben und mit Brottrunk bedecken.
Die gehackten Zwiebeln und 1 Knoblauchzehe dazugeben.
Die Schüssel im Kühlschrank abgedeckt stehen lassen.
Das Lammfleisch herausnehmen, abtupfen, mit Salz und Pfeffer sowie Beifuß einreiben. Das Öl in den Bräter geben, und das Fleisch von allen Seiten darin gut anbraten. Gehackten Knoblauch, die Zwiebeln und die zerkleinerten Möhren dazugeben. Den Bräter in den auf 200° C vorgeheizten Backofen (Gasherd Stufe 3–4) schieben. Nach und nach Wasser dazugeben.
Wer einen leicht säuerlichen Geschmack erzielen möchte, kann auch von der Brottrunk-Lake etwas dazugeben.

Den Braten öfter mit dem Bratenfond übergießen.
Elektroherd ca. 200° C. Gasherd Stufe 3–4, Garzeit ca. 1–1½ Std.
Das Fleisch aus dem Bräter nehmen.
Den Bratenfond durch ein Sieb geben, kurz aufkochen und mit
1 Eßlöffel Fermentgetreide abbinden. Mit der süßen Sahne ver-
feinern.
Das Fleisch und die Böhnchen auf eine große Platte geben, die
Soße über den Braten gießen und mit den frischen Kräutern gar-
nieren, z. B. mit Dill oder Zitronenmelisse.

Zubereitung Böhnchen:
Die Böhnchen säubern und halbieren.
Auf kleiner Stufe mit 2 Tassen Wasser 20 Minuten gar dünsten.
Das Wasser weggießen, mit Salz und Muskat würzen und die But-
ter über den Böhnchen zerlaufen lassen.

Lamm-Kotelett »Vital« von Maria Stärfl

4 kl. doppelseitige Lammkotelett (od. Steak)
1 kl. Zwiebel
1 kl. Karotte
1 St. Sellerie
1 Eßl. Öl
3 Eßl. Sahne

Marinade:

10 Eßl. Kanne-Brottrunk
5 Eßl. Distel- od. Sonnenblumenöl kaltgepr.
2 Eßl. Kanne-Fermentgetreide
1 Teel. mittelscharfer Rübrosenf
1 kl. Teel. Meersalz
1 Knoblauchzehe zerdrückt
1 Teel. Oregano

Gut gewaschenes und trocken getupftes Fleisch mit der Marinade in eine Schüssel legen – Fleisch muß ganz bedeckt sein – und einige Stunden kühl stellen, dabei gelegentlich wenden.
Öl in einer Pfanne erhitzen, Fleisch kräftig anbraten, feingehacktes Gemüse hinzugeben und bei kleiner Hitze ca. 20 Min. zugedeckt ziehen lassen. Anschließend Soße mit Sahne verfeinern und mit Marinaderest abschmecken.

Geeignete Beilagen:
Grüne Bohnen, Majorankartoffeln und Salate

Bayerische Schlachtschüssel
fast vegetarisch von Maria Stärl

1 Gl. Blutwurst à la Friebel (Stärfl)
1 Gl. vegetar. Streichwurst »Art Landleberwurst«
1 Zwiebel
1 Eßl. Butter
1 Messerspitze Kümmel

Butter in einer Pfanne erhitzen, gehackte Zwiebel glasig dünsten, Blut- und Leberwurst darübergeben, mit einer Gabel zerdrücken und gleichmäßig erhitzen. Abschließend mit Kümmel bestreuen und zu Brat- oder Salzkartoffel und Sauerkraut servieren.
Dieses Gericht ist ausgesprochen eiweißarm!

Lenden-Steak »Vital« von Maria Stärfl

2 Sch. abgeh. Rinderlende à ca. 150 g
1 kl. Zwiebel
1 kl. Karotte
1 Eßl. Vollkornmehl
1 Eßl. Öl

Marinade:

10 Eßl. Kanne-Brottrunk
5 Eßl. Diestel- od. Sonnenblumenöl kaltgepr.
2 Eßl. Kanne-Fermentgetreide
1 Teel. mittelscharfer Rübrosenf
1 kl. Teel. Meersalz
1 Eßl. feingehackte Gartenkräuter (auch getr.)

Gut gewaschenes und trockengetupftes Fleisch mit der Marinade in eine Schüssel legen – Fleisch muß ganz bedeckt sein – und zwei Tage kühl stellen, dabei gelegentlich wenden.
Öl in einer Pfanne erhitzen, Fleisch leicht trockentupfen, mit Vollkornmehl bestäuben, kurz anbraten, feingehackte Zwiebel und Karotte hinzugeben, etwas aufgießen und zugedeckt bei kleiner Hitze noch ca. 40 Min. zugedeckt ziehen lassen. Anschließend Soße mit etwas Sahne verfeinern und mit Marinaderest abschmecken.

Geeignete Beilagen:
Vollkornspirelli und Salate

Rinderschmorbraten »Vital« von Maria Stärfl

400 g Rinderbraten aus der Schulter oder Keule
etwas Wurzelwerk
1 kl. Zwiebel
frische Sahne

Marinade:

3 Eßl. Kanne-Brottrunk
3 Eßl. Sonnenblumen- oder Distelöl kaltgepr.
1 Eßl. Kanne-Fermentgetreide
1 Teel. Meersalz
1 Teel. mittelscharfer Rübrosenf
1 Messerspitze Kümmel gem.
1 Messerspitze Thymian
1 Lorbeerblatt zerdrückt
3 Wacholderbeeren

Fleisch gut waschen, trockentupfen und mit der Marinade gut einreiben, in einem Topf einlegen und im Kühlschrank 2 Tage einwirken lassen.

Etwas Fett in einem Bräter erhitzen und das Fleisch einige Minuten gut anbraten, gehackte Zwiebel und Wurzelwerk zugeben und im vorgeheizten Backrohr bei mittlerer Hitze ca. 90 Min. garen und dabei gelegentlich mit etwas Wasser aufgießen. Anschließend Fleisch entnehmen und warm stellen, einen Schuß Sahne an die Soße geben und mit Brottrunk säuerlich abschmecken.

Geeignete Beilagen:
Vollkornspätzle und gem. Salat

Puten-Schnitzel »Vital« von Maria Stärfl

2 Putenschnitzel à ca. 150 g
1 Tasse frische Sahne
1 Messerspitze Zimt

Marinade:

6 Eßl. Kanne-Brottrunk
4 Eßl. Distel- oder Sonnenblumenöl kaltgepr.
2 Eßl. Kanne-Fermentgetreide
1 Teel. mittelscharfer Rübrosenf
1 kl. Teel. Meersalz
1 Messerspitze Curry

Gut gewaschenes und trockengetupftes Fleisch mit der Marinade in eine Schüssel legen – Fleisch muß ganz bedeckt sein – und einen Tag kühl stellen, dabei gelegentlich wenden.
Öl in einer Pfanne erhitzen, Fleisch kräftig anbraten, Sahne hinzugeben und bei kleiner Hitze ca. 20 Min. zugedeckt ziehen lassen. Anschließend Schnitzel entnehmen, warm stellen, Zimt in die Soße einrühren, aufkochen lassen und eventuell mit Kräutersalz abschmecken.

Geeignete Beilagen:
Vollkorn-Früchtereis, knackige Salate

Fischgerichte

Mandelforelle mit grünem Blattsalat

Zutaten:
1 frische Forelle, ausgenommen und gewaschen
3 Eßl. erst- u. kaltgepreßtes Olivenöl
2 Eßl. Mandelblätter
1 Bund Petersilie
etwas Vollmeersalz
etwas frischer Dill feingehackt

Zubereitung:
Das Öl in einer guten Pfanne auf mittlerer Stufe erhitzen.
Die abgetrocknete Forelle mit Salz und Dill von innen würzen und in das heiße Öl legen. Von beiden Seiten insgesamt 15 Minuten knusprigbraun braten.
In der letzten Minute die Mandelblätter dazugeben und mitrösten.
Die Forelle auf eine Katengeschirrplatte legen und mit den Mandelblättern und der Petersilie garnieren.

Für den Salat:
1 grünen Kopfsalat waschen und kleinzupfen.
In eine Salatschüssel geben.

Für die Soße:
½ Tasse Kanne-Brottrunk
½ Tasse süße Sahne
1 Zwiebel ganz feingehackt
1 Teel. Kanne-Zuckerrübensirup
¼ Teel. Acerolapulver
1 Prise Vollmeersalz

Alle Zutaten miteinander verrühren, über den Salat gießen und locker untermengen.

Roher Lachs, dazu Gemüsestreifen
1 Portion
pH-Wert = 7–7,4

Zutaten:
80–100 g rohen frischen Lachs
Gemüse nach Wahl, z. B. Chicorée, rote Paprika, Gurke, To-
mate, Kohlrabi oder Eisbergsalat
Zum Garnieren *frische gehackte Kräuter, z. B. Dill, Petersilie,*
Schnittlauch oder Wildkräuter

Zubereitung:
Den Lachs mit Küchenkrepp säubern, dann in ganz feine Streif-
chen schneiden.
Das Gemüse waschen und in schmale Streifen schneiden.
Alles auf einem Teller schön anrichten und mit den gehackten
Kräutern garnieren.

Gedämpfter Lachs mit Rahmsoße
ca. 3 Portionen
pH-Wert = 7–7,4

Dieses Gericht auch mit Forelle möglich.
Die Garzeit beträgt dann allerdings 30 Minuten.

Zutaten:
3 Portionen frischen Lachs à 100 g
¼ l Kanne-Brottrunk
¼ l Wasser
⅛ l Sahne
1 Zwiebel kleinschneiden
¼ Stange Porree sehr fein schneiden
1 gehäufter Eßlöffel Kutzu
½ Teelöffel Vollmeersalz
1 paar Wacholderbeeren
2 Gewürznelken
1 Lorbeerblatt
1 Messerspitze Dillspitzen

Zubereitung:
Den Brottrunk mit Wasser mischen und mit der Zwiebel, dem Salz, den Wacholderbeeren, Gewürznelken sowie dem Lorbeerblatt zum Kochen bringen.
Den Lachs in 3 Stücke schneiden, mit dem Dill bestreuen und in einem Dämpfeinsatz auf den unteren Topf mit der Flüssigkeit setzen und 10 Minuten auf mittlerer Stufe dämpfen lassen.
Den Dämpfeinsatz zugedeckt mit dem Lachs zur Seite stellen.
Den Porree in den Sud geben.
Kutzu mit Wasser auflösen, in den köchelnden Sud einrühren und kurz aufkochen lassen.
Diese Soße mit Sahne verfeinern und über den Lachs geben.

Wie man **rohen Lachs** schmackhaft zubereiten kann.
1 Portion
pH-Wert = 7–7,4

Zutaten:
100 g frischen, nicht geräucherten und nicht gefrorenen Lachs
½ Eigelb statt dessen Eigelb 1 Teelöffel erst- und kaltgepreßtes
Olivenöl
1 Eßl. Schnittlauchröllchen
1 Eßl. gehackte Petersilie
1 Messerspitze Dill, frisch oder getrocknet
1 Prise Vollmeersalz
1 Prise gemahlenen Beifuß

Zubereitung:
Den Lachs von Gräten befreien und sehr klein schneiden oder durch einen Fleischwolf drehen oder mit einem rotierenden Elektromesser zerkleinern als Lachstatar. In einer Schüssel den Lachs mit allen anderen Zutaten gut vermischen und schnell servieren.

Grüne Blattsalate schmecken besonders gut dazu oder auch ein Meerrettichdip.

Gebratenes

Vollwert-Minestrone mit Buchweizen
Damit kann man nicht nur Italiener reizen.
6–8 Portionen
pH-Wert = 7–7,4

Zutaten:
1 Zwiebel kleingeschnitten
2 Knoblauchzehen feingewiegt
1 Eßl. Butter
2 Möhren
2 Handvoll frische Erbsen
2 Hände voll frische grüne Böhnchen
1 Kohlrabi in Stifte geschnitten
1½ l Wasser
3 Gemüsebrühwürfel in etwas Wasser auflösen
100 g ganzer Buchweizen
1 große Tomate enthäuten und würfeln
2 Eßl. gehackte Petersilie

Zubereitung:
Die Zwiebel und die Knoblauchzehen in Butter glasig dünsten.
Das kleingeschnittene Gemüse dazugeben und unter Wenden leicht anbraten (soutieren). Mit dem Wasser ablöschen, die Brühwürfel dazugeben und alles zum Kochen bringen.
Den Buchweizen einstreuen und alles auf kleiner Stufe ca. 15 Minuten gar ziehen lassen.
Den Topf von der Herdplatte nehmen und die gewürfelte Tomate und die gehackte Petersilie dazugeben.
Als schnelles Gericht zwischendurch oder mit gebutterten Reiswaffeln ein vollwertiges Abendessen.

Tip:
Diese Minestrone ist auch mit anderen Gemüsesorten und anderen Getreidesorten möglich.

Möhrenbratlinge, Beilage zu Salaten oder auch zu Kohlehydraten. Nach Frau Fischer, Münster.
pH-Wert = 7
Diese Bratlinge sind bei ihrer kleinen Tochter sehr beliebt.

Zutaten für 4 Bratlinge:
3 mittlere Möhren, nicht ganz feingeraspelt
2 Eßl. Amaranth, feingemahlen
1 Eßl. Chufas-Nüßli
1 mittlere Zwiebel feingehackt
2 Eigelb
etwas Majoran, Thymian, Rosmarin, möglichst frisch
Vollmeersalz nach Belieben
je 1 Messerspitze Curry und roter Paprika
etwas Pfeffer
Olivenöl zum Ausbraten

Zubereitung:
Alle Zutaten zu einer geschmeidigen Masse, wie für Gehacktes für
Frikadellen, zusammenmengen. Das Olivenöl in einer Pfanne auf
mittlerer Stufe erhitzen. Aus der Masse 4 Bratlinge formen nund
in dem Öl ca. 10 Min. goldbraun ausbraten.
Dazu würde gut die Tomatensoße schmecken, siehe unter Soßen.

Haferbratlinge

Zutaten:
150 g Haferkörner
2 Tassen Wasser
2 Eßl. Kanne-Fermentgetreide
1 Zwiebel kleingeschnitten
1 Eigelb
2 Eßl. gekeimte Sojabohnen
etwas Thymian und etwas Majoran
etwas Olivenöl zum Ausbraten

Zubereitung:
Den Hafer langsam auf kleiner Stufe ca. 1–1½ Stunden in dem Wasser kochen, bis es verdampft ist.
Die übrigen Zutaten untermengen.
Aus der Masse kleine, runde Bratlinge formen, diese von beiden Seiten in Olivenöl goldgelb braten.

Dazu paßt ein frischer Salat oder eine Tomatensoße. Siehe unter Soßen, Dips.

Gemüse

Paprika-Gemüse nach Regina Kemmer, Ulm

2 rote Paprika
2 gelbe Paprika
2 spitze Paprika
2 Tomaten
Olivenöl
Salz
Pfeffer
Wasser

Alles kleinschneiden und im Olivenöl leicht schmoren lassen. Dann mit Salz und Pfeffer abschmecken. Mit Wasser ablöschen. Sehr gute Beilage zu Kartoffeln, Hirse, Reis.

Brennesseln als Vorspeise à la Friebel

Obere Spitzen der Brennessel werden gesammelt, gewaschen und weich gedämpft und in Butter geschwenkt als kleine Vorspeise gereicht. Sehr gesund.

Salatgemüse (kann auch als Vorspeise dienen) à la Friebel

6–8 Köpfe Salat
Butter
Zwiebeln

Salat wird gut gewaschen, geschnitten und bis zum Weichwerden gedämpft. Dann werden sie in eine Pfanne mit heißer Butter und den darin gerösteten Zwiebeln gegeben und kurz durchgeschwenkt.

Steckrüben à la Friebel

1–1½ kg Steckrüben
Butter
Zwiebeln
Rübenkraut
Sahne

2–3 Pfund Steckrüben werden geputzt, kleingeschnitten und mit Butter und kleingeschnittenen Zwiebeln gedämpft. Wenn sie weich sind, werden sie mit etwas Rübenkraut und Sahne übergossen.

Gemüsequiche
ca. 3 Personen
pH-Wert = 7

Zutaten für Teig Nr. 1
200 g feingemahlenes Dinkelmehl
½ Tasse erst- und kaltgepreßtes Olivenöl
½ Tasse Wasser
1 Eigelb
¼ Teelöffel Vollmeersalz
1 Teelöffel Fermentgetreide

Zutaten für Teig Nr. 2
200 g feingemahlene Hirse oder Naturreis
1 Tasse Wasser
½ Tasse erst- und kaltgepreßtes Olivenöl
2 Teelöffel Guakernmehl
2 Teelöffel Agar-Agar
¼ Teelöffel Vollmeersalz

Zutaten für den Belag:
3 Tomaten
1 große rote Paprika

1 Stange Porree
1 mittlere Zucchini
2 Tassen langgekeimte Sojakeimlinge
2 Becher süße Sahne
4 Eßl. Chufas-Nüßli
1 Eigelb
1 Eßl. Fermentgetreide
je 1 Messerspitze Majoran, Thymian, Rosmarin u. Oregano
Salz nach Belieben

Zubereitung:
Alle Zutaten für den Teig in eine große Schüssel geben und so lange mit Wasser vermengen, bis ein gut ausrollbarer Teig entsteht.
Den Teig auf ein eingefettetes Backblech bringen und dünn ausrollen.
Danach ca. 30 Minuten ruhen lassen.
In der Zwischenzeit das Gemüse putzen und recht klein schneiden und auf den Teig ausbreiten. Die Sahne, die Chufas-Nüßli, die Gewürze, das Eigelb, Salz und das Fermentgetreide in eine Schüssel geben und gut verrühren. Danach alles über das Gemüse gießen.
Bei 180° C ca. 30 Minuten backen lassen.
Für Gesunde:
Nach Belieben mit etwas hartem, geriebenem Schafskäse bestreuen.

Gemüsestreifen mit verschiedenen Dips, dazu Reiswaffeln mit Butter
pH-Wert = 7–7,4

Zutaten:
Gemüse der Saison waschen und in längliche Streifen schneiden.
Das Gemüse auf einem großen Glasteller anrichten. Dazu verschiedene Dips nach Wahl reichen.
Siehe unter Dips.

163

Gemüse in Brottrunkaspik
ca. 4 Portionen

Zutaten:
*ca. 1 Pfd. Gemüse nach Wahl, z. B. Zwiebelringe, rote Paprika-
stücke, Blumenkohlröschen, Möhrenscheiben oder anderes*
1 l Wasser
1 Flasche Kanne-Brottrunk
2 gestr. Eßl. Agar-Agar
1 Eßl. Kanne-Rübenkraut
1 Teel. Wacholderbeeren
ca. 5 Gewürznelken
1 Messerspitze Salz
1 Lorbeerblatt
*zum Garnieren: Schnittlauchröllchen, gehackte Petersilie oder
frische Keimlinge*

Zubereitung:
Das kleingeschnittene Gemüse in Salzwasser kurz blanchieren.
Mit dem Schöpfsieb das Gemüse herausnehmen. Den Liter Was-
ser mit dem Rübenkraut und den Gewürzen zum Kochen brin-
gen. Das Agar-Agar mit etwas Wasser auflösen und in den Brot-
trunk einrühen und ca. 2 Minuten köcheln lassen. Die Masse in
eine Glasschüssel geben und warten, bis sie dicklich wird. Das
Gemüse vorsichtig untermengen.
Mit den Kräutern bestreuen.
Zum Festwerden in den Kühlschrank stellen.

Tip:
Dieses Aspik gelingt auch mit rohem, kleingeschnittenem Gemüse.

Hauptgerichte

Spargel mit Petersilienkartoffeln
ca. 2 Portionen
pH-Wert = 7

Zutaten:
1 kg frischen Spargel
6 mittelgroße Kartoffeln oder mehr
2 Tassen Wasser
100 g Butter
2 Eßl. gehackte Petersilie
½ Teelöffel Kanne-Rübenkraut
1 Messerspitze Vollmeersalz
1 Messerspitze gem. Muskat

Zubereitung:
Den Spargel schälen und waschen.
Mit dem Wasser, dem Salz, dem Muskat und dem Rübenkraut zum Kochen bringen und auf kleiner Stufe ca. 20 Minuten gar dünsten.
Die Kartoffeln mit der Gemüsebürste säubern, halbieren und ca. 20 Minuten dämpfen lassen. Junge Kartoffeln können mit Schale gegessen werden.
Die Butter zerlassen.
Spargel und Kartoffeln auf den Tellern anrichten, mit der Butter übergießen und mit der Petersilie bestreuen.
Aus den Spargelschalen kann man eine hervorragende Spargelcremesuppe herstellen. Siehe unter Suppen.

Fermentgetreidenudeln auf Knoblauchspinat
ca. 2 Portionen
pH-Wert = 7–7,4

Zutaten:
500 g frischen Spinat
½ l Wasser
200 g Fermentgetreidenudeln von Kanne
100 g Butter
2 Knoblauchzehen kleinschneiden
etwas Vollmeersalz, etwas Pfeffer

Zubereitung:
Den Spinat verlesen und gut säubern. Mit dem Wasser ca. 10 Minuten dämpfen. In einem Lochsieb den Spinat abtropfen lassen.
Die Nudeln mit Wasser bedecken und auf kleiner Stufe ca. 6 Minuten garen.
Die kleingeschnittenen Knoblauchzehen in der Butter erhitzen.
Den Spinat salzen und pfeffern und portionsweise auf die Teller geben. Die Butter mit dem Knoblauch darübergben. Darauf dann die Nudeln häufeln.

Dieses Gericht ist auch mit Mangold möglich.

Püree aus Möhren oder Hokkaidokürbis
ca. 4 Portionen
pH-Wert = 6,7–7

Zutaten:
1 kg Möhren oder 1 mittlerer Hokkaidokürbis
1 große Zwiebel
1 Tasse Wasser oder etwas mehr
2 Eßl. Olivenöl
1 Gemüsebrühwürfel
1 Teel. Kanne-Fermentgetreide
Gebräunte Mandelblättchen zum Garnieren

etwas süßen Paprika
etwas Butter

Zubereitung:
Die Zwiebel kleinschneiden und mit 2 Eßlöffel Olivenöl glasig dünsten.
Die Möhren oder den Hokkaidokürbis säubern und kleinschneiden und zu den Zwiebeln geben.
Mit 1 Tasse Wasser ablöschen und 20 Minuten gar dünsten.
Mit dem Fermentgetreide, dem Gemüsebrühwürfel und dem Paprika würzen.
Die Mandeln in etwas Butter anbräunen und über das Püree geben.

Beilagenvorschlag:
Kartoffelröstis

Zutaten:
12 mittelgroße Kartoffeln
1 Zwiebel kleinschneiden
½ Tasse Dinkel fein ausgemahlen
1 Eigelb
2 Eßl. Schnittlauchröllchen
2 Eßl. gehackte Petersilie
¼ Teel. Vollmeersalz
Olivenöl zum Ausbraten

Zubereitung:
Die Kartoffeln mit der Gemüsebürste säubern und mit Schale auf der Gemüseraffel nicht ganz feinreiben.
Alle anderen Zutaten unterrühren.
In Olivenöl goldgelb ausbraten.

Gemüsegratin mit Gemüse nach Wahl
ca. 2 Personen
pH-Wert = 7–7,4

Zutaten, z. B.:
1 große Brokkolirosette
6 große Kartoffeln
¼ l süße Sahne
4 Eßl. Chufas-Nüßli
1 Eigelb
nach Geschmack Vollmeersalz
Schnittlauchröllchen
etwas Muskat
zum Garnieren frische, gehackte Kräuter oder Keimlinge

Zubereitung:
Den Brokkoli waschen und sehr kleinschneiden.
Die Kartoffeln mit der Gemüsebürste säubern und mit dem Gurkenhobel in Scheiben schneiden.
Den Brokkoli in die Mitte einer flachen Auflaufform geben und die Kartoffeln ringförmig darumschichten.
Die Sahne mit den Chufas-Nüßli, dem Salz und dem Muskat verrühren und über das Gemüse schütten.
Bei 180° C ca. 40 Minuten überbacken.
Danach mit Schnittlauchröllchen oder Kräutern oder Keimlingen garnieren.
Dieser Gratin schmeckt auch mit anderen Gemüsesorten.

Fermentgetreidenudeln Bolognese, dazu Gurkensalat
ca. 2 Personen
pH-Wert = 6,8–7

Zutaten:
4 Tassen Kanne-Fermentgetreidenudeln
2 Tomaten
2 Zwiebeln

168

2 kleine rote Paprika
1 mittlere Zucchini
¼ l Wasser
2 Eßl. Olivenöl
1 Gemüsebrühwürfel mit Tomatengeschmack
1 Knoblauchzehe
1 Schuß Sahne nach Belieben
½ Teel. Paprika
1 Teel. Fermentgetreide
je 1 Messerspitze Oregano, Thymian, Majoran, Rosmarin, Salz
Nach Belieben 1 Eßl. frische Keimlinge
Für Gesunde *etwas geriebenen, harten Schafskäse*

Zubereitung:
Die Nudeln in einem Topf mit Wasser gut bedecken und stark ankochen lassen. Sobald das Wasser kocht, auf ganz kleine Stufe zurückschalten und ca. 6 Minuten köcheln lassen.
Das Gemüse säubern und kleinschneiden.
In einem 2. Topf die Zwiebeln und den Knoblauch glasig dünsten. Dann das andere Gemüse dazugeben, mit dem Wasser ablöschen und ca. 10 Minuten dünsten lassen. Danach den Brühwürfel in etwas heißem Wasser auflösen, alle anderen Gewürze dazugeben und mit dem Gemüse vermengen.
Die Sahne und das Fermentgetreide zum Schluß unterheben.
Die Nudeln mit einem Schöpfsieb aus dem Wasser holen und in eine Keramikschüssel füllen, das Gemüse darübergeben und mit frischen Keimlingen nach Wahl garnieren.
Eventuell mit Schafskäse bestreuen.

Gurkensalat:
1 Gurke auf einem Gemüseschneider in Scheiben schneiden
½ Tasse Brottrunk
½ Tasse süße Sahne
3 Eßl. Schnittlauchröllchen
1 Teel. Fermentgetreide
½ Teel. Salz
wenn vorhanden, frische gehackte Wildkräuter, z. B. Löwenzahn, Brennessel, Gänseblümchen dazugeben und alles gut vermengen.

Dinkelspätzle mit Zwiebeln und Rotkohl
ca. 3 Portionen
pH-Wert = 6,8–7

Zutaten Spätzle:
200 g feingemahlenen Dinkel
2 Eigelb
1 Tasse Wasser oder auch mehr
½ Tasse erst- und kaltgepreßtes Olivenöl
1 Teel. Kanne-Fermentgetreide
2 Messerspitzen Vollmeersalz
2 große Zwiebeln
4 Eßl. Butter

Zubereitung:
Das Dinkelmehl mit allen anderen Zutaten in eine Schüssel geben
und so lange Wasser untermengen, bis der Teig lose vom Löffel
reißt. Den Teig ½ Stunde ruhen lassen.
Dann den Teig durch ein grobes Lochsieb in schwach kochendes
Salzwasser tropfen lassen. So lange köcheln lassen, bis die Spätzle
wieder hochkommen und oben schwimmen.
Die feingeschnittenen Zwiebeln in der Butter glasig dünsten und
über die Spätzle geben.

Zutaten Rotkohl:
1 kleiner Rotkohl feingeschnitten
⅔ Flasche Kanne-Brottrunk
1 Zwiebel feingeschnitten
2 Eßl. Butter
1 Eßl. Fermentgetreide
1 Eßl. oder mehr Kanne-Zuckerrübensirup
je ½ Teel. Wacholderbeeren und Gewürznelken
½ Teel. Vollmeersalz
1 Lorbeerblatt

Zubereitung:
Den Rotkohl, die Zwiebel, die Wacholderbeeren, die Gewürznelken, das Lorbeerblatt, das Salz und den Brottrunk in einen Topf

170

geben und stark ankochen, dann auf kleiner Stufe ca. 40 Minuten gar dünsten lassen. Danach das Fermentgetreide, den Sirup und die Butter untermengen.

Kanne-Sauerkraut dazu Sahnekartoffeln mit Schnittlauch
ca. 4 Portionen
pH-Wert = 7
Zutaten für das Sauerkraut:
1 Glas Kanne-Sauerkraut
1 große Zwiebel
2 Eßl. erst- und kaltgepreßtes Olivenöl
1 Teel. Kanne-Zuckerrübensirup
1 Prise gemahlenen Kümmel
Zubereitung:
Das Sauerkraut in einem Durchschlag abtropfen lassen. (Den Sauerkrautsaft zum Trinken aufheben.) In der Zwischenzeit die kleingeschnittene Zwiebel in dem Öl glasig dünsten.
Das Sauerkraut dazugeben. Alles nur kurz heiß werden lassen. Das Sauerkraut ist schon weich. Mit Sirup und Kümmel abschmecken.
Zutaten für die Sahnekartoffeln:
12 große Kartoffeln
1 Tasse Wasser
½ Becher süße Sahne
3 Eßl. Schnittlauchröllchen
etwas Vollmeersalz
1 Messerspitze Muskat
Zubereitung:
Die Kartoffeln mit einer Gemüsebürste säubern, mit der Schale in kleine Stücke schneiden und mit einer Tasse Wasser gar kochen lassen.
Die Sahne, das Salz, das Muskat und die Schnittlauchröllchen gut untermengen.

Man kann das Ganze auch mit einem Stampfer zu Kartoffelbrei zerdrücken.

Zucchini indisch nach Ute Fischer, Zellhard

1,5 kg Zucchinis
2 Zwiebeln
4 Knoblauchzehen
5 cm Ingwerwurzel
1 rote Chilischote oder Peperoni, Koriander- und Petersilien-
blätter
1 Sahne
Brottrunk

1,5 kg Zucchinis von der Größe, daß man das Gehäuse nicht aus-
höhlen muß oder entsprechend mehr bei großen, dicken Früchten. Würfeln und ca. 4 Minuten in kochendem Salzwasser blanchieren, in kaltem Wasser abschrecken.
3 Eßl. Olivenöl in eine hohe Pfanne geben: Darin ca. 1 Eßl. Senf-
körner anschwitzen, die feingehackten Zwiebeln, Knoblauch,
Ingwer und Chilischote dazugeben und ebenfalls anschwitzen,
ohne zu bräunen. 1–2 Eßl. Curry zugeben, rühren und von der
Herdplatte nehmen, damit nichts anröstet. 1 Schluck heißes Wasser, etwas Brottrunk und ein wenig Sahne unterrühren und pikant
mit Salz abschmecken. Zucchini in diese gelbe Soße geben und
bei kleiner Hitze ca. 3 Minuten mischen. Zuletzt gehackte Korian-
der- oder Petersilienblätter untermischen. Das kann pur ohne Beilage gegessen werden.

Zucchini mit Paprika, nach Ute Fischer, Zellhard

Zucchinis
Paprikaschoten
Zwiebeln
Knoblauchzehen
Öl
Paprika
Rosmarin, Petersilie, Pfeffer und Salz, Pimentkörner, Oregano

Zucchinis würfeln und vier Minuten blanchieren. Rote und gelbe Paprikaschoten entkernen, in Streifen schneiden und ebenfalls drei Minuten blanchieren. 2 Zwiebeln in Ringe schneiden, 3 Knoblauchzehen fein würfeln und beides in etwas Öl anschwitzen. Paprika und Zucchini zugeben und zwei Minuten zusammen schmoren. Würzen mit Oregano, Rosmarin, Petersilie, Pfeffer und Salz; evtl. drei im Mörser zerkleinerte Pimentkörner dazugeben. Das essen wir pur, seltener als Beilage.

Hirsespätzle mit gedünsteten Zwiebeln

Zutaten:
200 g Hirse fein gemahlen
1 Tasse Wasser oder etwas mehr
¼ Tasse Olivenöl
1 Teel. Guakernmehl
1 Teel. Agar-Agar-Pulver
1 Messerspitze Vollmeersalz
Wasser zum Garen

Zubereitung:
Alle Zutaten mit dem Wasser gut verrühren, bis ein nicht zu dünner Teig entsteht. Das Wasser zum Kochen bringen.
Den Teig durch eine Spätzlepresse oder ein Gefäß mit einem Lochboden direkt in das köchelnde Wasser hineindrücken.
Die Spätzle sind fertig, wenn sie wieder nach oben kommen, dann nimmt man sie mit einem Schöpfsieb heraus.
Ein paar Zwiebeln in etwas Butter glasig dünsten und über die Spätzle geben.
Dazu paßt jeder frische Salat.

Hirse als Beilage, nach Regina Kemmer, Ulm

4 Tassen Wasser
2 Tassen Hirse
1½ Gemüsebrühwürfel

Wasser zum Kochen bringen, dann die Hirse reingeben und leicht aufquellen lassen. Danach den Gemüsebrühwürfel hinzugeben.
Mit Petersilie garnieren.
Das Gericht ist in ca. 20 Minuten fertig.
Man kann es auch so essen.

Kartoffelgerichte

Kartoffelsuppe, einfach, aber fein und sehr basisch

Zutaten für ca. 2 Personen:
½ l Wasser
8 mittelgroße Kartoffeln geviertelt
1 große Karotte feingeraspelt
1 Stange Porree feingeschnitten
1 große Zwiebel feingeschnitten
2 Eßl. Sahne
1 Eßl. Butter
1 Eßl. frischen Dill, sehr fein gehackt
1 Gemüsebrühwürfel oder etwas Vollmeersalz
1 Prise Pfeffer
1 Prise roten Paprika
1 Messerspitze Acerolapulver

Zubereitung, kinderleicht:
Die Zwiebel in der Butter glasig dünsten. Mit dem Wasser ablöschen.
Das feingeschnittene Gemüse und die Kartoffeln dazugeben.
Alles zum Kochen bringen und dann auf kleiner Stufe ca. 15 Minuten köcheln lassen. Danach alles mit einem Mixstab pürieren.
Mit der Sahne verfeinern und den Gewürzen abschmecken.
Den feingehackten Dill darüberstreuen.
Das Acerolapulver kurz vor dem Servieren dazugeben.

Kartoffelknödel mit Brokkolirahmsoße

Zutaten:
500 g mehlige, festkochende Kartoffeln
200 g Quinoa oder Amaranth grob gemahlen
2 Eigelb
1 Zwiebel feingeschnitten
100 g Butter
1 Bund frischen Dill
½ Teel. Vollmeersalz
Wasser zum Garen

Zubereitung:
Die Kartoffeln als Pellkartoffeln kochen, abpellen und zerstampfen.
Die Zwiebel in der Butter glasig dünsten und mit den zerdrückten Kartoffeln, dem Quinoamehl und dem Dill vermengen. Aus dem Teig Knödel formen und in siedendem Salzwasser ca. 12 Minuten garen.

Für die Brokkolirahmsoße:
1 Brokkolirosette kleingeschnitten
2 Tassen Wasser
½ Becher süße Sahne
1 Gemüsebrühwürfel
1 Messerspitze Muskat

Zubereitung:
Den Brokkoli mit dem Wasser und dem Brühwürfel ca. 10 Minuten garen, dann pürieren und das Muskat und die Sahne unterrühren.
Die Knödel mit diesem Rahm servieren.

Kindergerichte

Pizza, von Kindern immer heiß geliebt

Zutaten:
200 g Dinkel sehr fein gemahlen
50 g Chufas-Nüßli
30 g frische Hefe
150 ml, ½ Wasser und ⅓ Brottrunk
1 Teel. Fermentgetreide
¼ Teel. Vollmeersalz
Butter zum Ausfetten der Pizzaform

Zubereitung:
Alle Zutaten, bis auf die Hefe und das Brottrunk-Wasser, in eine Rührschüssel geben und in die Mitte eine Kuhle drücken. Die Hefe dort hineinbröckeln.
Das Brottrunk-Wasser-Gemisch leicht erwärmen und mit allen Zutaten vermengen. Den Teig kneten, zu einem Klumpen formen und 20 Minuten bei Zimmertemperatur zugedeckt gehen lassen.
Danach den Teig auf einer gutgefetteten Pizzaform ausbreiten.
Gut dafür geeignet ist die Pizzaform vom Katengeschirr.

Für den Belag:
4–5 Tomaten in Scheiben geschnitten
2 Zwiebeln in Ringe geschnitten
100 g Champignons in Scheiben geschnitten
½ Becher süße Sahne oder etwas mehr
1 Messerspitze Vollmeersalz
2 Eßl. Schnittlauchröllchen – etwas Oregano
1 Messerspitze Paprikapulver

Zubereitung für den Belag:
Die Gemüsescheiben auf dem Teigboden verteilen. Die restlichen Zutaten für die Soße verrühren und über das Gemüse schütten.
Bei 160° C im Umluftherd ca. 40 Minuten ausbacken. Die Pizza soll noch heiß direkt auf den Tisch serviert werden.

177

Kartoffelplätzchen mit Gesicht läßt kein Kind stehen

Zutaten:
200 g mehlige, festkochende Kartoffeln
1 Eigelb
1 Eßl. Hirse feingemahlen
1 Eßl. Kuzu in der Sahne auflösen
1 Eßl. süße Sahne
1 Prise Vollmeersalz
Olivenöl zum Ausbraten

Zubereitung:
Die Kartoffeln mit Schale garen, schälen und zerstampfen.
Alle anderen Zutaten dazugeben und vermengen. Den Teig zu
runden Plätzchen formen und diese in einer Pfanne mit wenig Olivenöl goldgelb ausbraten.
Aus den Plätzchen ein Gesichtchen gestalten.
2 Rosinen für die Augen
1 Mandel für die Nase
3 Pinienkerne für den Mund
2 Kräuterblätter für die Ohren.
Dazu Kanne-Zuckerrübensirup reichen.

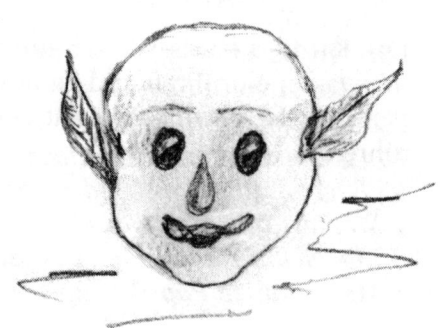

Struwwelpeter mit Kartoffelbrei und Schnittlauchsoße

Zutaten Struwwelpeter:
2 Kohlrabi
1 Bund Schnittlauch
etwas Vollmeersalz
etwas Muskat
2 Tassen Wasser
½ Becher süße Sahne
1 Eßl. Kuzu
2 Karottenscheiben, 1 Mandel, 3 Pinienkerne

Zubereitung:
Die Kohlrabi schälen und halbieren und mit dem Wasser und Salz zum Kochen bringen, dann auf kleiner Stufe 10 Minuten garen lassen. Die Kohlrabihälften herausnehmen und auf einen Teller legen.
In die obere Hälfte mit einem scharfen, spitzen Messer kleine Einschnitte machen und etliche Schnittlauchröhrchen als Haare einstecken.
Für die Augen 2 Karottenscheiben nehmen, für den Mund 3 Pinienkerne eindrücken und für die Nase 1 Mandel einstecken.
In der Zwischenzeit den restlichen Schnittlauch in Röllchen schneiden.
Das Kuzu in etwas Wasser auflösen und in das köchelnde Kohlrabiwasser einrühren und andicken lassen.
Dann die Sahne, das Muskat und die Schnittlauchröllchen unterrühren.

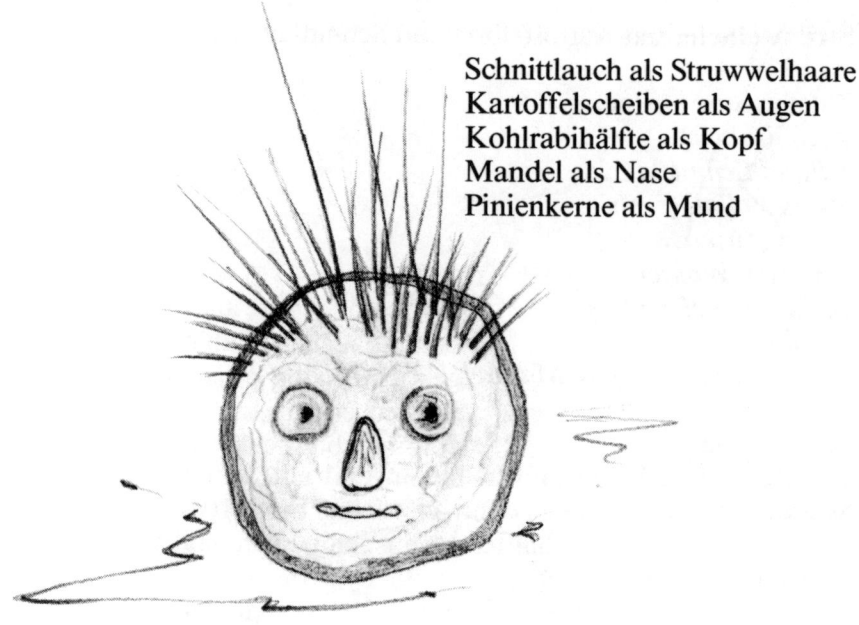

Schnittlauch als Struwwelhaare
Kartoffelscheiben als Augen
Kohlrabihälfte als Kopf
Mandel als Nase
Pinienkerne als Mund

Für den Kartoffelbrei:
500 g Kartoffeln mit oder ohne Schale kochen und mit einem
Stampfer in dem Wasser zerdrücken. Mit Sahne, etwas Vollmeersalz und etwas Muskat schön schaumig schlagen.
Zu diesem Gericht sagt kein Kind nein.

Hier einige Tips, wie Sie auch Kinder an eine gesunde Ernährung
heranführen können.
Kinder mögen alles, was wie ein Gesicht aussieht oder wie ein
Tier oder wie ein Auto oder Schiff oder wie eine Phantasiefigur.
z. B.

180

Schnecke

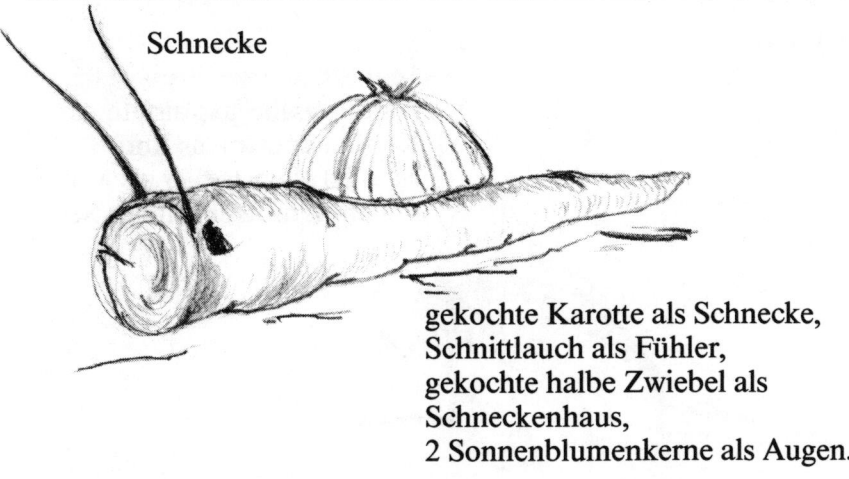

gekochte Karotte als Schnecke,
Schnittlauch als Fühler,
gekochte halbe Zwiebel als
Schneckenhaus,
2 Sonnenblumenkerne als Augen.

Maus

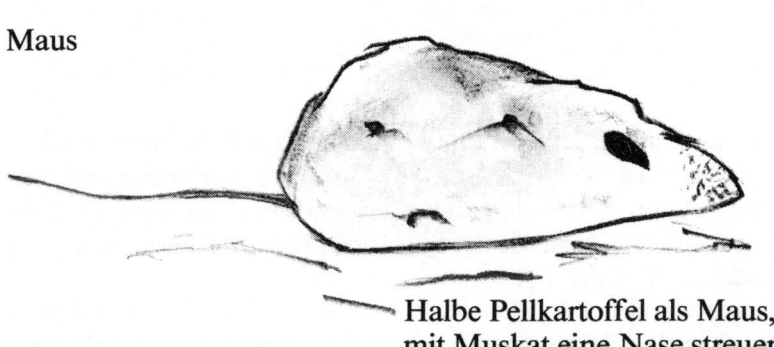

Halbe Pellkartoffel als Maus,
mit Muskat eine Nase streuen.
2 Sonnenblumenkerne als Augen.
Schnittlauch als Schwanz

Pilz

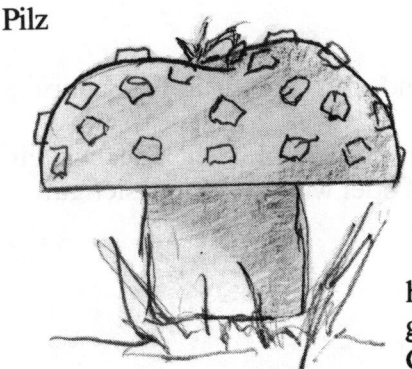

halbe Tomate mit Zwiebelstückchen
gespickt,
Gurkenstück als Stiel.

Segelboot

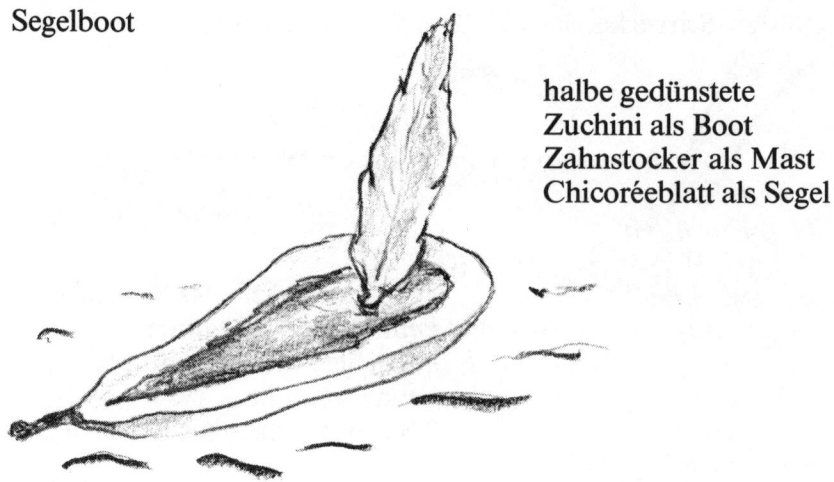

halbe gedünstete
Zuchini als Boot
Zahnstocker als Mast
Chicoréeblatt als Segel

Oder einfach Ausstechformen für Plätzchen nehmen und aus beliebigem Gemüse Sterne, Monde, Männchen, Tiere usw. ausstechen und damit den Teller dekorieren. Lassen Sie einfach Ihre Phantasie spielen, oder lassen Sie Vorschläge von Ihren Kindern machen.

Brottrunk mit Mineralwasser vermischt könnte Kindersekt heißen usw.

Möhren-Kartoffelpüree mit Butter und Zwiebeln
pH-Wert = 7–7,4

Zutaten:
500 g Möhren, auch möglich mit anderen Gemüsesorten, z. B.
Hokkaidokürbis
500 g Kartoffeln
2 Tassen Wasser
¼ l süße Sahne
1 Eßl. Kanne-Fermentgetreide mit Wasser verrühren
1 Zwiebel kleingeschnitten
50 g Butter
etwas gehackte Petersilie
etwas Basilikum
etwas Vollmeersalz
etwas Muskat gemahlen

Zubereitung:
Die Möhren und die Kartoffeln mit der Gemüsebürste säubern.
Wenn die Kartoffeln jung genug sind, braucht man sie nicht zu
schälen. Beides in Würfel schneiden.
Mit dem Wasser 20 Minuten auf kleiner Stufe garen. Das Wasser
nicht wegschütten, sondern die Sahne und das verrührte Ferment-
getreide dazugeben. Alles mit einem Kartoffelstampfer zerstamp-
fen.
Basilikum, Salz und gemahlenes Muskat unterrühren.
Die kleingeschnittene Zwiebel in der Butter glasig dünsten und
über das Püree geben.
Mit der Petersilie garnieren.

Vollkornwaffeln mit basischen Früchten und geschlagener Sahne
oder auch mit Kanne-Rübenkraut
ca. 8–10 Stück
pH-Wert 7

Zutaten:
*300 g feingemahlenes Dinkelmehl oder zur Hälfte gem. Buch-
weizen oder gem. Amaranth*
½ l Wasser
¼ l süße Sahne
1 Eigelb
1 Eßl. zerlassene Butter
1 Messerspitze Naturvanille
1 Prise Vollmeersalz
Zum Garnieren *geschlagene Sahne, Chufas-Nüßli und Zimt*

Zubereitung:
Alle Zutaten mit einem Schneebesen gut verrühren und ½–1
Stunde quellen lassen.
Das Waffeleisen einfetten und auf mittlerer Stufe vorheizen. Den
Teig in die Mitte der Form geben und nicht zu lange ausbacken,
danach die Waffeln warm stellen.
Basische Früchte, z. B. Mango, Papaya, Melone, Banane, Dattel
oder Feige, kleinschneiden und auf die Waffeln geben. Mit ge-
schlagener Sahne, Chufas-Nüßli und Zimt garnieren.

Gut schmeckt auch die Marmelade aus eingeweichten, pürierten
Trockenfrüchten dazu. Siehe Brotaufstriche.

Mangodessert von Frau Tornau

1 Tüte (ca. 100 g) getrocknete Mangoscheiben mit 1 Tasse Wasser 1–2 Stunden einweichen lassen und danach pürieren.
1½ Becher süße Sahne sehr steif schlagen.
Den Mangobrei mit der Sahne vermischen.
2 Eßl. Mandelblättchen in ½ Teel. Butter goldgelb rösten und darüberstreuen.
Ein »Gedicht«!

Marmeladen und andere süße Brotaustriche (Frau Tornau)
Das Herz der meisten Kinder schlägt höher, wenn Mama, Oma oder Tante Marmelade oder süß-lukullischen Aufstrich zaubern können. Hier einige ganz einfache Beispiele, die auch für die noch zögernde Köchin geeignet sind.

Türkisches Feigenmus

12–15 Feigen vom Strunk befreien und mit Wasser fast bedeckt über Nacht weichen lassen. Danach ½ Teel. Zimt dazugeben und pürieren. Das schmeckt sehr gut auf Reiswaffeln mit Butter.

Dattelmarmelade von Frau Tornau

1 Tasse voll Datteln, den Stielstrunk und Stein entfernen und einige Stunden in Wasser einweichen und pürieren. 1 Tasse voll gem. Mandeln und ½ Teel. Acerola-Pulver dazugeben.
Solange Wasser dazugeben, bis eine geschmeidige Masse entsteht.

Mangomus von Frau Tornau

1 Tüte getrocknete Mangoscheiben, nur fast mit Wasser bedeckt, einige Stunden einweichen lassen, dann pürieren.
Man kann dieses Mus variieren mit gemahlenen Kürbiskernen, Sonnenblumenkernen oder auch Chufas-Nüßli.

Süßer Nußaufstrich von Frau Tornau

2 Tassen gemahlene Haselnüsse
1 Tasse enthäutete und gesäuberte Datteln
Beides mit etwas heißem Wasser pürieren. Mit Wasser dazugeben, bis eine streichfähige Paste entsteht. Mit etwas Zimt und eventuell etwas Nelkenpulver würzen. Delikat!

Zauber-Schokomus von Frau Tornau

Wenn unsere Kinder diesen Aufstrich auf ihrem Schulbrot haben, möchte so mancher Schulkamerad davon abbeißen.

2 Tassen gemahlene Mandeln
2 Eßl. Rübensirup
2 Eßl. Karobpulver
etwas warmes Wasser
1 Messerspitze Acerolapulver

Den Rübensirup in etwas warmem Wasser auflösen und mit dem Karobpulver und den gem. Mandeln und dem Acerolapulver geschmeidig rühren.
So lange noch Wasser dazugeben, bis ein weicher Mus entsteht.
Dieser Aufstrich kann in Schraubgläser gefüllt werden. Er hält sich ein paar Tage im Kühlschrank. Sie sehen, es geht auch ohne Haltbarkeitsmittel, Emulgatoren, Stabilisatoren usw. Bei diesem Rezept wissen Sie, was darin ist.

Bananen-Hirse-Pudding von Frau Tornau

600–700 ml Wasser
150 g Hirse feingemahlen
3–4 Bananen pürieren
1 Eßl. Rübensirup
2 Teel. Acerolapulver
½ Teel. Naturvanille
1 Becher geschlagene süße Sahne (250 g)
¼ Teel. Zimt

Das Wasser zum Kochen bringen.
Die gem. Hirse in etwas Wasser glattrühren.
Diese Masse mit dem Schneebesen in das kochende Wasser einrühren. Den Sirup dazugeben.
Wenn der Brei erkaltet ist, die pürierten Bananen, das Acerolapulver, die Vanille und die geschlagene Sahne vorsichtig unterheben.
In eine Glasschüssel füllen und mit Zimt bestäuben. Zum Dekorieren sind der Phantasie keine Grenzen gesetzt.
Da eignen sich z. B. Chufas-Nüßli, gebräunte Mandelblättchen,
gerösteter Sesam, Karobpulver, Rosinen, Melonenscheiben usw.
Diese Zutaten können nach Belieben auch in den Hirsepudding
eingerührt werden.

Kartoffelchips, leicht selbstgemacht

Zutaten:
5–6 große Kartoffeln
2 Eßl. Olivenöl
etwas Vollmeersalz
etwas süßen Paprika oder Curry

Zubereitung:
Die Kartoffeln mit der Gemüsebürste säubern.
Auf einer Gurkenschneide in feine Scheiben schneiden.
Ein Backblech mit Backpapier auslegen.
Tropfenweise etwas Olivenöl darauf verteilen.
Die Kartoffelscheiben locker darufgeben.
Nochmals mit Öl beträufeln.
Mit Salz und Paprika oder Curry bestreuen.
Bei ca. 180° C ca. 10 Minuten knusprig backen lassen.

Curryreis mit Mangostückchen und zerlassener Butter und Chu-
fas-Nüßli-Kranz
ca. 2 Portionen

Zutaten:
2 Tassen Wasser
1 Tasse Naturreis
1 Mango in Stücke schneiden oder eingeweichte Mangoscheiben
⅛ l süße Sahne
50 g Butter
2 Eßl. Chufas-Nüßli
½ Teel. Zimt
½ Teel. Curry
1 Prise Salz

Zubereitung:
Den Reis gut waschen.
Mit 2 Tassen Wasser und 1 Prise Vollmeersalz zum Kochen

bringen und auf ganz kleiner Stufe ca. 45 Minuten ausquellen lassen.
Dann die Sahne, den Curry und die Mangostücke untermengen.
Die Butter zerlassen.
Den Reis in Schälchen füllen, Butter, Zimt und Chufas-Nüßli darübergeben.

Dieses Gericht ist auch mit gekochter Hirse oder Buchweizen möglich.

Die bei Kindern ach so beliebten **Pommes frites** (nach Frau Tornau)

Zubereitung:
8–12 mittelgroße Biokartoffeln
1 Eßl. Olivenöl oder Butter
etwas Vollmeersalz

Zubereitung:
Die Kartoffeln mit der Gemüsebürste säubern und mit der Schale in Stifte schneiden oder auf einem Gurkenschneider in Scheiben hobeln.
Ein Backblech fetten und die Pommes darauf verteilen.
Bei 200° C für ca. 15 Minuten auf der mittleren Schiene im Backofen backen.
Einmal alles wenden und weitere 10 Minuten so lange backen, bis die Spitzen goldbraun und knusprig sind.
Vor dem Servieren mit etwas Vollmeersalz bestreuen.

Selbst bei Erwachsenen sind Pommes frites aus frischen Kartoffeln ein Hit.

Nachspeisen

Bananensplit mit Karobmantel

Zutaten für 2 Portionen:
2 reife Bananen
⅛ l süße Sahne
4 Eßl. Chufas-Nüßli
2 Eßl. getrocknete Mangoscheiben oder 1 frische Mango
1 Teel. Kanne-Zuckerrübensirup
etwas Wasser
zum Garnieren *1 Blüte der Kapuzinerkresse und etwas Acerola-pulver zum Bestäuben*

Zubereitung:
Die Bananen schälen und der Länge nach durchschneiden. Das Karobpulver mit Wasser und dem Rübensirup so lange verrühren, bis eine streichfähige Masse entsteht. Die Bananenhälften mit einem Pinsel mit der Karobmasse bestreichen.
Die Sahne steifschlagen und um die Bananen häufeln. Die getrockneten Mangoscheiben 15 Minuten in 1 Tasse Wasser einweichen und mit dem Einweichwasser pürieren und über die Bananen gießen.
Alles mit Chufas-Nüßli und Acerolapulver bestreuen und mit den Blüten der Kapuzinerkresse garnieren.

Frische Feigen mit Zimtsahne
pH-Wert = 7

Zutaten für 2 Portionen
2 frische Feigen
⅛ l süße Sahne
4 Eßl. Chufas-Nüßli
1 Teel. Zimt
zum Garnieren *einige Blätter Zitronenmelisse und etwas Acero-*
lapulver

Zubereitung:
Die Feigen gewaschen und halbiert und auf einem Teller anrichten.
Die Sahne steifschlagen und um die Feigen häufeln.
Den Zimt und die Chufas-Nüßli darüberstreuen.
Mit der Zitronenmelisse garnieren und das Acerolapulver darüberstreuen.

Hirsepudding
2 Portionen

Zutaten:
2 Tassen Wasser
1 Tasse Hirse (Rohware)
½ Tasse frische süße Sahne
4 Eßl. Chufas-Nüßli
4 getrocknete Feigen, Datteln oder Mangoscheiben
pro Portion 3 süße Mandeln
etwas Zimt
1 Prise Salz

Zubereitung:
Die Trockenfrüchte ca. 1 Stunde vorher abspülen, kleinschneiden und in Wasser einweichen.
Das Wasser zum Kochen bringen.
Die Hirse in einem feinmaschigen Sieb lange abspülen.
Die Hirse mit dem Salz in das köchelnde Wasser einstreuen und auf ganz kleiner Stufe 25 Minuten gar ziehen lassen, bis das ganze Wasser aufgesogen und die Hirse schön aufgequollen ist.
Die eingeweichten Trockenfrüchte mit dem Einweichwasser und der Sahne zur Hirse geben.
Alles gut verrühren und in kleine Schälchen füllen.
Nicht nur für Kinder ein Gesicht auf den Pudding zaubern. 2 Mandeln für die Augen, 1 Mandel für die Nase, mit dem Zimt einen Mund formen, für die Haare die Chufas-Nüßli verwenden.

Variante 1:
Statt eingeweichte Trockenfrüchte kleine Stücke von basischen Früchten untermischen.

Variante 2: Würzige Hirse
Hirse kochen wie oben beschrieben.
Statt Sahne etwas Butter unterrühren.
Dann wahlweise gehackte Petersilie, Schnittlauch, Dill oder andere kleingeschnittene Gemüsestücke untermengen oder diese sofort mit der Hirse kochen als sogenanntes Hirsotto.

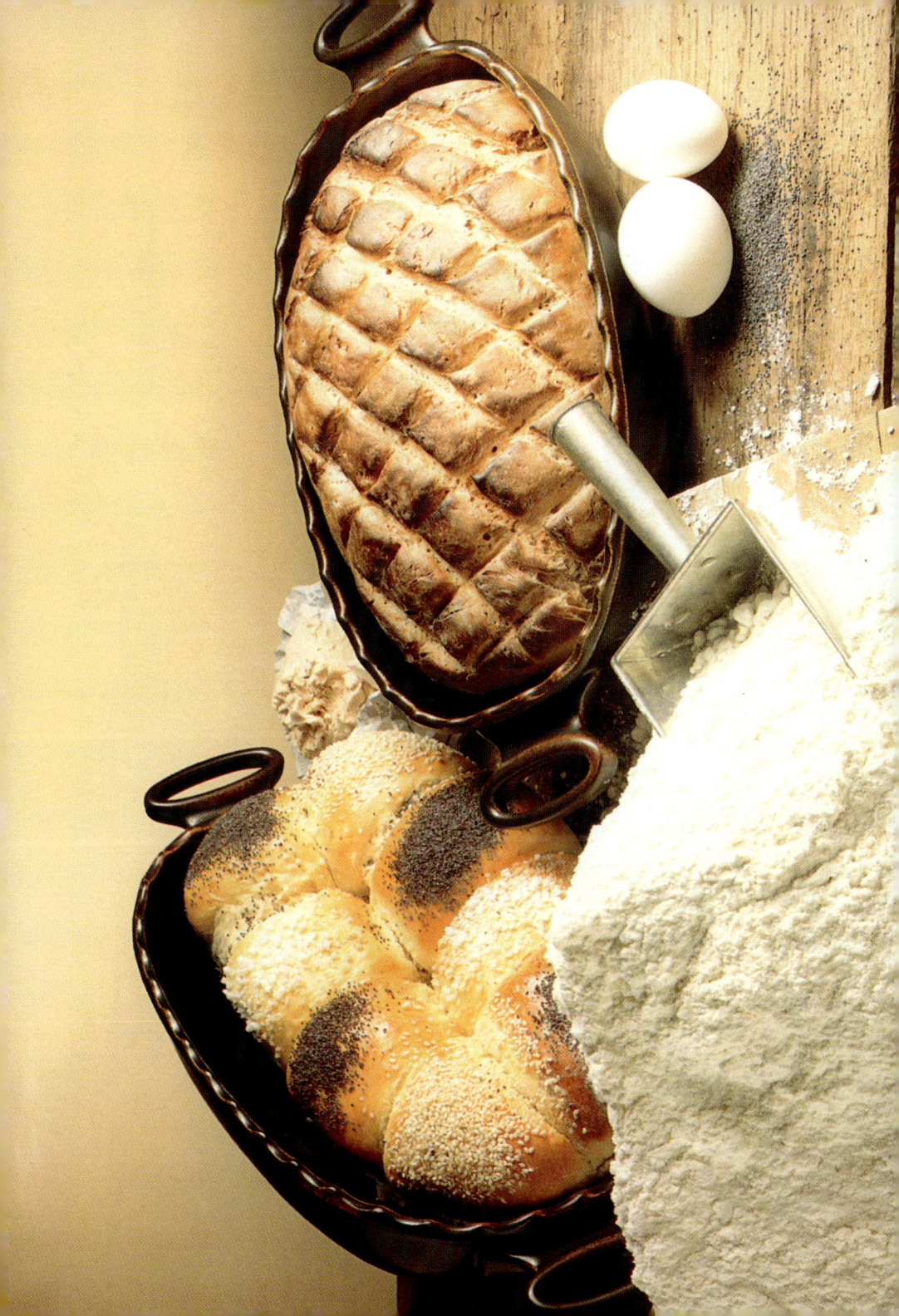

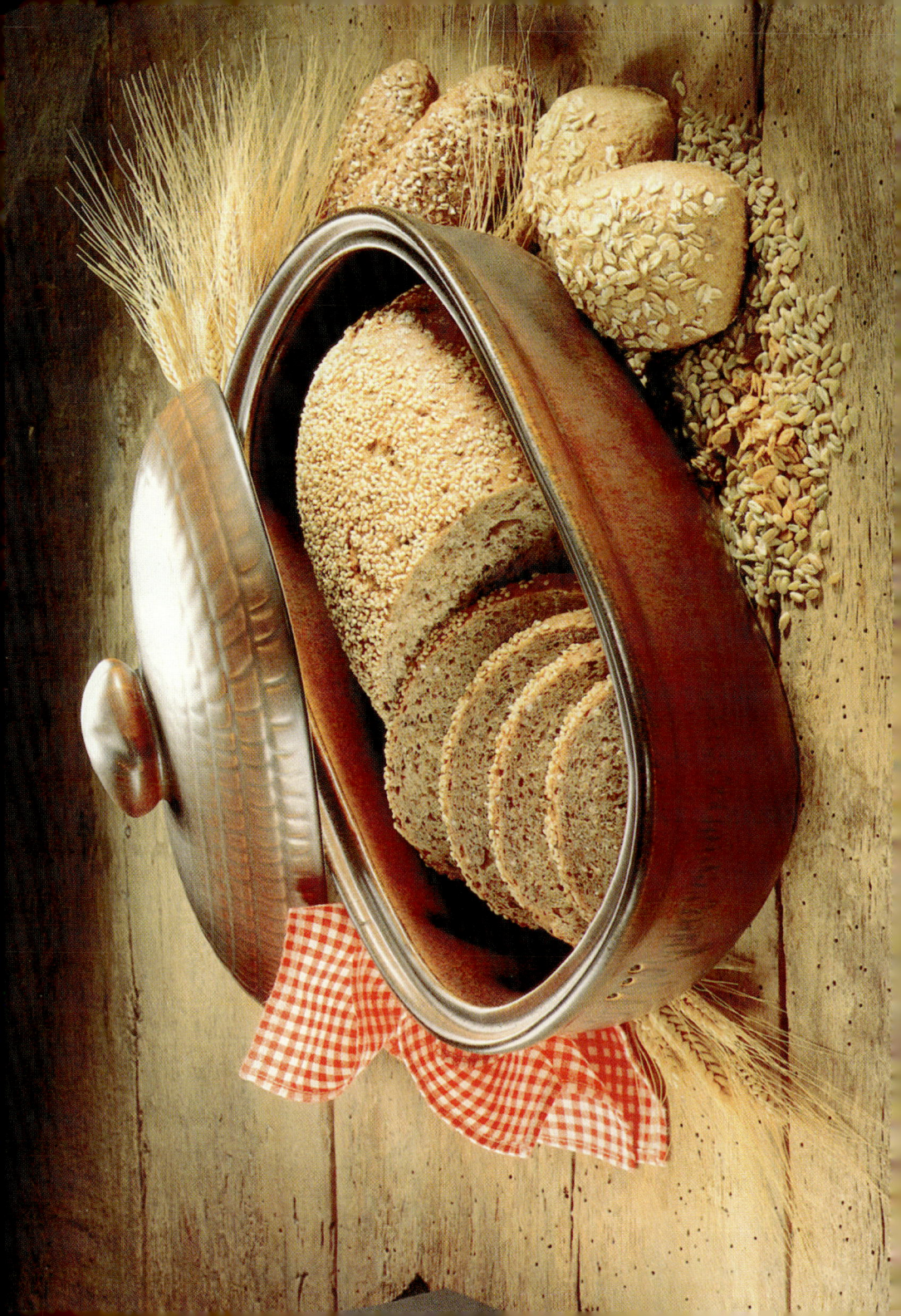

Pfannengerichte

Hirsepfannkuchen
2 Portionen

Zutaten:
1 Tasse Hirse feingemahlen
1 Tasse Wasser oder etwas mehr
½ Tasse süße Sahne oder Sojamilch
1 Eigelb
1 Eßl. Dinkel feingemahlen
1 Eßl. Rosinen
1 Eßl. Kürbiskerne
1 Teel. zerlassene Butter
1 Prise Vollmeersalz
Olivenöl zum Ausbraten

Zubereitung:
Die Hirse und den Dinkel fein ausmahlen und in eine Rührschüssel geben.
Alle anderen Zutaten unterrühren. So lange Wasser dazugeben, bis ein dünnflüssiger Teig entsteht.
Eine Edelstahlpfanne auf mittlerer Stufe aufheizen, etwas Olivenöl eingießen, den Boden ganz dünn mit Teig bedecken und so lange braten, bis die obere Schicht angetrocknet ist, dann wenden und auch die andere Seite goldgelb backen.

Tip:
Man kann die Pfannkuchen mit Rübenkraut oder Mangopüree bestreichen.
Ein frischer Salat schmeckt auch gut dazu.

Tortilla mit verschiedenen Gemüsen
pH-Wert = 7–7,4

Zutaten für 1 Portion:
Gemüse nach Wahl, z. B. Poreeringe, rote Paprikastreifen, Zucchinistreifen, Zwiebelringe, Sojakeime oder Tomaten
2 Eigelb
2 Eßl. Amaranth feingemahlen
3 Eßl. süße Sahne
3 Eßl. Mineralwasser
2 Eßl. Olivenöl zum Ausbacken
1 Messerspitze Vollmeersalz
etwas Curry, etwas Pfeffer
frische Keimlinge zum Garnieren

Zubereitung:
Die ausgewählten Gemüsesorten waschen und kleinschneiden.
Aus den übrigen Zutaten einen Teig rühren.
Das Gemüse dazugeben.
Das Öl in einer Pfanne auf mittlerer Stufe erhitzen und die Masse in die Pfanne geben und verteilen.
Die Pfanne mit einem Deckel zudecken und die Masse etwa 5–8 Minuten auf kleiner Stufe stocken lassen.
Mit frischen Keimlingen garnieren.

Salate

Griechischer Salat, für Gesunde mit Schafskäse für ca. 4 Personen

Zutaten:
1 Salatgurke in Scheiben geschnitten
1 Eisbergsalat mittelfein geschnitten
6 Tomaten in Scheiben geschnitten
2 große Zwiebeln in Ringe geschnitten
1 Bund Dill feingehackt
1 Tasse Oliven
Für die Soße:
1 Tasse Kanne-Brottrunk
1 Eßl. erst- u. kaltgepreßtes Olivenöl
¼ Teel. Acerolapulver
etwas Vollmeersalz
etwas schwarzen Pfeffer
für Gesunde zum Dekorieren Schafskäsewürfel

Zubereitung:
Schichtweise zuerst den Eisbergsalat, darauf die Gurkenscheiben, dann die Tomatenscheiben, darüber die Zwiebelringe, danach die Oliven, darüber den gehackten Dill auf einer großen, flachen Schale anrichten.
Die Zutaten für die Soße miteinander verrühren und über alle Schichten gießen.

Gesunde dürfen den Salat mit Schafskäsewürfel dekorieren.

Feldsalat mit gerösteten Shiitakepilzen und Mandelblättchen
für ca. 2 Personen

Zutaten:
100 g Feldsalat
6 Shiitakepilze, 1 Stunde in Wasser einweichen
1 Zwiebel in feine Ringe geschnitten
1 Bund Radieschen mit Blättern
3 Eßl. Mandelblättchen
2 Eßl. Kanne-Brottrunk
2 Eßl. Butter
1 Teel. erst- u. kaltgepreßtes Olivenöl
¼ Teel. Acerolapulver
etwas Vollmeersalz
etwas Pfeffer

Zubereitung:
Den Feldsalat mit den geviertelten Radieschen, den Zwiebelrin-
gen und einigen feingehackten Radieschenblättern auf einem großen, flachen Glasteller dekorativ anrichten.
Die Soße aus Vollmeersalz, Pfeffer, Olivenöl, Brottrunk und Acerolapulver verrühren und über den Salat gießen.
Dann die eingeweichten, abgetrockneten Shiitakepilze ca. 5 Minuten in der Butter rösten. In der letzten Minute die Mandelblätter dazugeben und mitrösten, dann alles zusammen mit der flüssigen Butter über dem Salat verteilen.

Frühlings-Energiesalat mit Wildkräutern
für ca. 3–4 Personen

Zutaten:
4 Karotten, nicht ganz fein geraspelt
1 Handvoll Sojakeimlinge
1 rote Zwiebel oder Frühlingszwiebel feingeschnitten
ein paar Löwenzahnblätter feingeschnitten
ein paar Brennesselspitzen feingeschnitten
ein paar Gänseblümchen-Blüten und Blätter
3 Eßl. Kanne-Brottrunk
3 Eßl. süße Sahne
½ Teel. Fermentgetreide
½ Teel. Acerolapulver
etwas Vollmeersalz
etwas Pfeffer
Chufas-Nüßli zum Bestreuen

Zubereitung:
Alle Zutaten in einer großen Schüssel miteinander vermengen
und mit Chufas-Nüßli bestreuen.

Wurstsalat mit Stärfls Plus-Vital-Putenfleischwurst. Nicht nur für männliche Gaumen gedacht.

Zutaten:
1 Plus-Vital-Putenfleischwurst gewürfelt
1 große Zwiebel in Ringe geschnitten
1 rote Paprika in Stifte geschnitten
3 große Tomaten gewürfelt
1 Salatgurke gewürfelt
1 Handvoll lang gekeimte Sojabohnen
½ Tasse Brottrunk
1 Eßl. Olivenöl
½ Teel. Fermentgetreide
Vollmeersalz nach Belieben
etwas schwarzer Pfeffer
zum Garnieren *eine Handvoll Oliven und gehackte frische Kräuter, z. B. Petersilie*

Zubereitung:
Alle Zutaten in eine große Schüssel geben und gut miteinander vermengen.
Mit den Oliven und Kräutern garnieren.
Mit einigen Blüten der Kapuzinerkresse garniert, zieht dieser Salat auf jeder Party die Aufmerksamkeit auf sich.

Hirsesalat
ca. 4 Portionen
pH-Wert = 6,8–7

Zutaten:
2 Tassen Hirse-Rohware u. 3 Tassen Wasser
1 rote Paprika
1 kleine Salatgurke, wahlweise auch andere frische Gemüsesorten
½ Tasse Kanne-Brottrunk
2 Eßl. Schnittlauchröllchen
1 Eßl. erst- und kaltgepreßtes Olivenöl
zum Garnieren *Keimlinge oder in Butter geschwenkte Mandelblättchen*
etwas Vollmeersalz
1 Messerspitze Acerolapulver
nach Belieben basische Früchte kleingeschnitten

Zubereitung:
Die Hirse 7x gut waschen und spülen und mit 3 Tassen Wasser und dem Salz stark ankochen und sofort auf kleinste Stufe zurückschalten und 25 Minuten gar dämpfen lassen.
Die Hirse in eine große Schüssel geben.
Das Gemüse und die basischen Früchte waschen und recht kleinschneiden und zu der Hirse geben.
Den Brottrunk, das Olivenöl, den Schnittlauch und das Acerolapulver untermengen. Mit den Keimlingen und den gebräunten Mandeln garnieren.

Bunter Rohkostsalat mit gekochten roten Feuerbohnen und Gemüsemais, ca. 4 Personen, dazu Hirsebrot oder Reiswaffeln mit Butter
pH-Wert = 7

Zutaten:
1 Eisbergsalat
1 große rote Paprika
2 Tassen gekeimte, sehr lange Sojasprossen
2 Tassen 2 Tage eingeweichte, dann gekochte Feuerbohnen
1 Kolben Gemüsemais
½ Avocado
½ Tasse Schnittlauchröllchen

Für die Marinade:
½ Tasse Kanne-Brottrunk
2 Teel. Olivenöl
1 Teel. Kanne-Fermentgetreide
¼ Teel. Vollmeersalz
½ Teel. Acerolapulver (natürliches Vitamin C)
(für Gesunde, 1 Teel. süßen Senf)
zum Dekorieren gekeimte Kresse oder Alfalfa

Zubereitung:
Die 2 Tage eingeweichten Feuerbohnen werden ca. 1 Stunde auf kleiner Stufe gekocht und dann abgeschüttet. Der Maiskolben wird 10 Minuten in Wasser gekocht. Danach erkalten lassen und die Körner vom Kolben lösen.
Das Gemüse waschen und kleinschneiden.
Die Bohnen, den Mais, die Schnittlauchröllchen und das Gemüse in einer Schüssel gut vermischen.
Alle Zutaten für die Marinade verrühren und über den Salat geben.
Mit gekeimter Kresse oder Alfalfa dekorieren.

Warmer Kartoffelsalat mit frischem Gemüse
ca. 4 Personen
pH-Wert = 7–7,4

Zutaten:
1 kg Pellkartoffeln kleinschneiden
1 großen Apfel kleinschneiden
1 große Zwiebel sehr kleinschneiden
1 Stange Porree sehr feinschneiden
1 rote Paprika kleinschneiden
½ Tasse Kanne-Brottrunk
½ Tasse Schnittlauchröllchen
3 Eßl. erst- und kaltgepreßtes Olivenöl
1 Teel. Kanne-Fermentgetreide
½ Teel. Vollmeersalz
1 Messerspitze Pfeffer

Zubereitung:
Alle Zutaten in eine große Schüssel geben und gut vermischen,
mit Schnittlauchröllchen garnieren.

Einfacher Kartoffelsalat, macht aber sehr basisch

Zutaten:
1 kg mehlige, festkochende Kartoffeln
3 Zwiebeln feingehackt
2 rote Äpfel feingeschnitten (in Brottrunk eingelegte Gurken)
1–2 Tassen Kanne-Brottrunk
1 Tasse süße Sahne
1 Bund frischen Dill sehr fein gehackt
½ Teel. Acerolapulver
Vollmeersalz nach Belieben

Zubereitung:
Die Kartoffeln mit Schale kochen und dann abpellen und kleinschneiden. Alle anderen Zutaten untermengen, fertig ist der Salat.

Soßen

Meerrettichcreme
2 Portionen

Zutaten:
1 Stück frischen Meerrettich, ca. 5 cm lang
3 Eßl. süße Sahne oder auch mehr
für Gesunde ½ geriebenen roten Apfel, sonst 1 Eßl. Kanne-
Brottrunk
1 Teel. Kanne-Fermentgetreide
nach Belieben 1 Messerspitze Kanne-Rübenkraut
1 Prise Vollmeersalz

Zubereitung:
Den Meerrettich schälen und auf einer Gemüseraspel ganz fein reiben. Alle anderen Zutaten dazugeben und gut verrühren.
Wenn der Meerrettich zu scharf ist, kann man etwas mehr Sahne nehmen und diese auch steifschlagen und untermengen.

Die Creme schmeckt sehr gut zu Fisch und Fleisch oder auch als Gemüsedip.

Tomatendip
2 Portionen
pH-Wert = 6,8–7

Zutaten:
4 Tomaten
1 Eßl. feingehackte Zwiebeln
1 Eßl. Kanne-Fermentgetreide
1 Teel. Olivenöl
1 Prise Vollmeersalz
je 1 Prise Oregano, Majoran und Thymian
zum Garnieren, *frisch gehackte Kräuter nach Belieben*

Zubereitung:
Die Tomaten mit einem Mixer pürieren, alle übrigen Zutaten dazugeben und verrühren, mit den gehackten Kräutern garnieren.

Aus dieser Creme kann man auch eine Tomatensuppe herstellen. Alle Zutaten 5 Minuten auf kleiner Stufe köcheln lassen und mit etwas Sahne verfeinern.

Salatsoßen mit Kanne-Brottrunk für alle Salate

Zutaten 1. Variante mit süßer Sahne:
½ Tasse Kanne-Brottrunk
½ Tasse süße Sahne
1 Zwiebel feingehackt oder Schnittlauchröllchen
1 Teel. Kanne-Fermentgetreide
frische gehackte Kräuter, auch Wildkräuter nach Belieben
1 Messerspitze Vollmeersalz
1 Messerspitze Acerolapulver

Zubereitung:
Alle Zutaten in einer großen Schüssel mit dem Schneebesen gut
verrühren und über die Salate geben.

Zutaten 2. Variante mit Olivenöl:
½ Tasse Kanne-Brottrunk
1 Eßl. erst- und kaltgepreßtes Olivenöl
1 Zwiebel feingehackt oder Schnittlauchröllchen
1 Teel. Kanne-Fermentgetreide und 1 Teel. Acerolapulver
1 Messerspitze Vollmeersalz
frischte gehackte Kräuter nach Wahl

Zum Garnieren der Salate eignen sich:
Gerösteter, gekeimter Buchweizen
Chufas-Nüßli, alle Keimlinge
geröstete Mandelblätter oder ganz einfach
Blüten z. B. Rosen, Kapuzinerkresse, Gänseblümchen oder Lö-
wenzahn oder Blätter von anderen Kräutern, oder Oliven

Weiße Soße mit Kräuter- oder Gemüseeinlage, für Reis, Hirse, Buchweizen, Amaranth und andere wertvolle Kohlehydrate, 4 Portionen, pH-Wert = 7

Zutaten 1. Variante:
¼ l Wasser
⅛ l süße Sahne
2 Eßl. Wasser
1 geh. Eßl. Kutzu
2 Eßl. Schnittlauchröllchen, gehackten Dill oder andere Kräuter
1 Eßl. Butter
etwas Vollmeersalz

Zubereitung 1. Variante:
Das Wasser zum Kochen bringen.
Kutzu in 2 Eßl. Wasser auflösen und in das köchelnde Wasser einrühren.
Etwas andicken lassen.
Die Sahne, das Salz und die Butter unterrühren.
Die Kräuter einstreuen.

Zubereitung 2. Variante mit Gemüsestückchen, z. B. Zwiebel, roter Paprika, Porree, Champignons usw.:
2 Eßl. Butter zerlassen und z. B. 1 kleingehackte Zwiebel glasig dünsten.
Mit dem Wasser ablöschen.
Das aufgelöste Kutzu einrühren und andicken lassen.
Die Sahne und das Salz dazugeben.

Klassische weiße Soße
für alle Gemüsearten
4 Portionen
Zutaten 1. Variante:
¼ l Wasser oder etwas mehr
2 Eßl. Butter
½ Tasse süße Sahne
½ Tasse Dinkel fein ausmahlen
1 Teel. Fermentgetreide
1 Prise Vollmeersalz
1 Prise Muskat
nach Belieben frische, gehackte Kräuter

Zubereitung:
Die Butter in einem Topf zerlassen.
Den feingemahlenen Dinkel einrühren und anschwitzen lassen.
Mit dem Wasser ablöschen und 5 Minuten auf kleiner Stufe köcheln lassen.
Mit Vollmeersalz, Fermentgetreide und Muskat abschmecken.
Die gehackten Kräuter darüberstreuen.

2. Variante:
Das feingemahlene Dinkelmehl in etwas kaltem Wasser auflösen und in köchelndes Gemüsewasser einrühren. 5 Minuten quellen lassen.
Die Gewürze, das Fermentgetreide und die Sahne dazugeben und die Kräuter darüberstreuen.

Suppen

Hirsesuppe mit Gemüse nach Wahl
für ca. 3 Personen

Zutaten:
1 l Wasser
1 Tasse Hirse-Rohware unter Wasser gut abspülen
1 Stange Porree oder anderes Gemüse, feingeschnitten
1 Zwiebel feingewürfelt
1 Knoblauchzehe feingehackt
2 Eßl. Butter
1 Gemüsebrühwürfel in Wasser auflösen
1 Eßl. gehackte Petersilie
etwas Rosmarin
etwas Pfeffer
etwas Acerolapulver

Zubereitung:
Die Zwiebel und den Knoblauch in der Butter glasig dünsten, mit
dem Wasser ablöschen und zum Kochen bringen.
Die gespülte Hirse einrühren und 20 Minuten auf kleinster Stufe
köcheln lassen.
Dann den Porree und den Rosmarin dazugeben und weitere 5
Minuten garen lassen.
Mit dem aufgelösten Gemüsebrühwürfel und dem Pfeffer wür-
zen.
Die Suppe in eine Katengeschirr-Terrine füllen und mit dem Ace-
rolapulver und der gehackten Petersilie bestreuen und servieren.
Zugedeckt bleibt sie sehr lange heiß in diesem Geschirr.

Hühnersuppe einmal anders
pH-Wert = 7,4

Zutaten:
1 Suppenhuhn aus artgerechter Haltung
1 Blumenkohl
6 Karotten kleinschneiden
1 Stange Porree sehr fein schneiden
½ Tasse gehackte Petersilie
1 Teel. oder etwas mehr Vollmeersalz
1 Messerspitze gemahlenen Beifuß
eventuell 1 Gemüsebrühwürfel

Zubereitung:
Das Huhn mit viel Wasser in einem großen Topf zum Kochen bringen.
Auf mittlerer Stufe ca. 1½ bis 2 Stunden gar kochen. 20 Minuten vor dem Ende der Kochzeit das Gemüse, das Salz und den Beifuß und den Brühwürfel dazugeben. Zum Schluß die Petersilie darüberstreuen.

Brokkolicremesuppe
ca. 2 Personen
pH-Wert 7–7,4

Diese Cremesuppe ist auch mit vielen anderen Gemüsesorten möglich.

Zutaten:
1 Brokkolirosette mittelgroß
¼ l Wasser
½ Tasse süße Sahne
½ Tasse Buchweizen feingemahlen
1 Teel. Kanne-Fermentgetreide
etwas gehackte Kräuter oder Keimlinge
etwas Vollmeersalz oder 1 Gemüsebrühwürfel
1 Prise geriebenes Muskat

Zubereitung:
Den Brokkoli waschen und kleinschneiden und mit dem Wasser zum Kochen bringen und auf kleiner Stufe 15 Min. gar dünsten.
Den Buchweizen feinmahlen und mit Wasser anrühren.
Das Gemüse mit einem Elektrostabmesser oder Kartoffelstampfer zerkleinern.
Das Mehlwasser einrühren und kurz aufköcheln lassen.
Danach die Sahne, Muskatnuß, das Salz und das Fermentgetreide unterrühren.
Mit den Kräutern garnieren.

Dinkelsuppe
ca. 4 Portionen
pH-Wert ca. 6,8–7

Zutaten:
1 l Wasser
½ Tasse Dinkel feingemahlen
1 Sorte Gemüse, z. B. Porree, Sojabohnen, rote Paprika oder Zwiebeln kleingehackt
2 Eßl. Butter
¼ l süße Sahne
1 Gemüsebrühwürfel
1 Teel. Fermentgetreide
etwas gehackte Petersilie oder Schnittlauch
1 Prise Muskat

Zubereitung:
2 Eßl. Butter in einem Topf zum Schmelzen bringen.
Das Dinkelmehl mit einem Schneebesen einrühren und anschwitzen lassen, dann mit dem Wasser ablöschen.
Das kleingehackte Gemüse dazugeben und alles ca. 10 Minuten auf ganz kleiner Stufe köcheln lassen.
Den Topf von der Kochstelle nehmen und den aufgelösten Gemüsebrühwürfel, das Fermentgetreide und das Muskat dazugeben. Alles gut umrühren und mit der Sahne verfeinern.
Die frischen Kräuter darüberstreuen.

Spargelcremesuppe aus Spargelschalen
ca. 4 Portionen
pH-Wert = 6,8–7

Zutaten:
Spargelschalen von ca. 1 kg Spargel
1 l Wasser
½ Tasse Buchweizen
¼ l süße Sahne
1 Eßl. Butter
etwas Vollmeersalz
etwas gem. Muskat
gekeimte Kresse zum Garnieren

Zubereitung:
Man spült die Spargelschalen gut sauber, bringt sie mit 1 Liter Wasser zum Kochen und läßt sie 20 Minuten auf kleiner Stufe weich werden.
Mit einer Siebkelle nimmt man die Schalen aus dem Wasser.
Man verrührt den frischgemahlenen Buchweizen oder Dinkel mit etwas Wasser und gibt ihn zu dem leicht köchelnden Spargelwasser. Nach ca. 5 Minuten Kochzeit gibt man etwas Salz, etwas Muskat, 1 Eßlöffel Butter und ¼ l süße Sahne dazu und verrührt alles. Man kann die Suppe mit gekeimter Kresse garnieren.

Eine klare Gemüsebrühe bekommt man, wenn man die Spargelschalen nur in Wasser 20 Minuten auskocht.

Zwiebelsuppe mit Amaranthmehl
ca. 3 Portionen

Zutaten:
¾ l Wasser
3 große Zwiebeln
50 g Butter
2 Eßl. Amaranth ganz fein gemahlen
1 Gemüsebrühwürfel Zwiebelgeschmack
1 Teel. Kanne-Fermentgetreide
1 Prise gemahl. Nelken und gemahlenen Kümmel
1 Knoblauchzehe
nach Belieben mit etwas süßer Sahne verfeinern

Zubereitung:
Die Zwiebeln in feine Ringe schneiden und in der Butter glasig dünsten.
Das feingemahlene Amaranthmehl darüberstäuben.
Mit dem Wasser ablöschen und 5–10 Minuten auf kleiner Stufe köcheln lassen.
Den Gemüsebrühwürfel in etwas Wasser auflösen und mit den Gewürzen und dem Fermentgetreide zu der Suppe geben.
Bevor die Suppe in Tassen gefüllt wird, diese mit Knoblauch einreiben.
Nach Belieben mit etwas Sahne verfeinern.

Tip:
Mit Amaranthmehl lassen sich auch Suppen mit anderen Gemüsesorten bereiten.

Einfache Gemüsebrühe selbstgemacht, sie wirkt sehr basisch
pH-Wert = 7–7,4

Zutaten für ca. 1 l Brühe:
Tagsüber alle Gemüseabfälle vom Biogemüse, wie Blätter, Wurzeln, Stränke, Stiele und Schalen, sammeln. Eventuell 1 Karotte, Kartoffel o. ä. dazugeben. Alles gründlich waschen und alle Schadstellen abschneiden.
In einen großen Topf geben, mit Wasser gut bedecken und zum Kochen bringen.
Nach 20 Minuten Garzeit das Gemüse mit einem Schöpfsieb herausnehmen und auf den Kompost geben.
Die so hergestellte Gemüsebrühe kann Grundlage für viele Suppen und Soßen sein.
Auch zum Trinken geeignet, sie enthält sehr viele organische Mineralien und wirkt sehr basisch.
Man kann sie auch mit gemahlenen Getreidesorten, z. B. Buchweizen, Hirse usw., andicken.
Mit etwas Sahne verfeinert und herzhaft abgeschmeckt, bekommt man herrliche Cremesuppen.
Mit frischen Keimlingen garniert. Köstlich!

Eine winterliche/sommerliche **Kartoffelsuppe**. Wenn es ganz schnell gehen muß! Nach (Frau Tornau.)
pH-Wert = 7

Zutaten:
1 l Wasser
4 große Kartoffeln feingewürfelt
50 g Hirse feingemahlen
2 Gemüsebrühwürfel
1 Teel. Butter
etwas Dill, Petersilie,
½ Becher süße Sahne nach Belieben zum Verfeinern

Zubereitung:
Das Wasser zum Kochen bringen und die Gemüsebrühwürfel einrühren.
Die Hirse in kaltem Wasser angerührt dazugeben.
Unter Rühren aufkochen lassen.
Die Kartoffelstückchen dazugeben und ca. 15 Minuten ausquellen lassen.
Vor dem Servieren die Kräuter und die Butter untermischen.

Überbackenes Gemüse, ausgefegte Küche. Genauso schnell herzustellen wie beliebt.
pH-Wert = 7–7,4

Zutaten:
Alles, was man an Gemüse noch zu Hause hat, bevor man neu
einkauft,
z. B. Brokkolirosette
1 Handvoll grüne Böhnchen
1 paar Möhren
Tomaten
Gemüsemais
1 Becher süße Sahne
3 Eßl. Chufas-Nüßli
etwas Butter
Vollmeersalz nach Belieben
2 Eßl. Schnittlauchröllchen

Zubereitung:
Alle Gemüsesorten so klein wie möglich schnitzeln.
Alles in eine flache, gefettete, ofenfeste Form geben.
Die Sahne mit den Chufas-Nüßli, dem Salz und den Kräutern
verrühren und über das Gemüse gießen.
Bei 175° C backen, bis eine goldbraune Oberfläche erreicht ist.
Vor dem Servieren ein paar Butterflöckchen darüber verteilen.

Zucchini-Suppe nach Ute Fischer, Zellhard

Zutaten:
1 große Stange Lauch
700 g Zucchini
400 g Kartoffeln
Öl
Sahne
Salz und Pfeffer

Zubereitung:
1 Stange Lauch in feine Ringe schneiden. Zucchini ohne Kerngehäuse grob würfeln. Kartoffeln mehlig kochen, grobe Würfel schneiden.
Lauch in etwas Olivenöl anschwitzen. Zucchini- und Kartoffelwürfel zugeben, etwas anschwitzen lassen. Dann Wasser und Sahne, Salz und frisch gemahlenen Pfeffer zugeben und bei mittlerer Hitze ca. 20 Minuten köcheln lassen. Mit einem Kartoffelstampfer Zucchinis und Kartoffeln grob zerdrücken (kann auch fein püriert werden, wenn man möchte) und etwas Sahne unterrühren.

Holunderbeerensuppe à la Friebel

Zutaten:
Holunderbeeren sammeln
Wasser

Zubereitung:
Beeren waschen und mit etwas Wasser weich kochen. Danach Wasser zugießen, ohne den Geschmack zu beeinträchtigen. Etwas Sago mitkochen. Etwas Acerolapulver hinzugeben. Mit Rübenkraut abschmecken.

Salatsuppe à la Friebel

Zutaten:
6 Köpfe Salat
Butter
Vollmehl
Kraftbrühe
3 Eigelb
süße Sahne

Zubereitung:
6 schöne Köpfe Salat werden geputzt, gewaschen, feingeschnitten. Man röstet sie mit einem Stückchen Butter, streut einen Löffel Vollmehl darauf und gießt vegetarische Kraftbrühe hinzu. Mit 2–3 Eigelb binden und etwas süßer Sahne abschmecken.

Vorräte

Gemüse in Kanne-Brotrunkaspik
ca. 8 Portionen

Zutaten:
ca. 1 Pfd. Gemüse nach Wahl, z. B. Zwiebelringe, rote Paprika-
stücke, Blumenkohlröschen, Möhren- oder Porreescheiben oder
andere Gemüsesorten
1 l Wasser
1 Flasche Kanne-Brottrunk
2 gestr. Eßl. Agar-Agar
1 Eßl. Kanne-Rübenkraut
1 Teel. Wacholderbeeren
ca. 5 Gewürznelken
¼ Teel. Vollmeersalz
1 Lorbeerblatt
zum Garnieren: Schnittlauchröllchen, Dill, Petersilie nach Be-
lieben oder frische Keimlinge

Zubereitung:
Das kleingeschnittene Gemüse in Salzwasser kurz blanchieren.
Mit dem Schöpfsieb das Gemüse herausnehmen.
Den Brottrunk mit dem Rübenkraut und den Gewürzen zu dem
Wasser schütten und zum Kochen bringen.
Das Agar-Agar mit etwas Wasser auflösen und in das Brottrunk-
Wasser-Gemisch einrühren und ca. 2 Minuten köcheln lassen.
Die Masse in eine Glasschüssel geben und warten, bis sie dicklich
wird.
Das Gemüse vorsichtig untermengen.
Mit den Kräutern bestreuen.
Zum Festwerden in den Kühlschrank stellen.

Tip:
Dieses Aspik gelingt auch mit rohem, kleingeschnittenem Gemüse nach Wahl.

Gurken in Kanne-Brottrunk eingelegt

Zutaten:
1 kg kleine Gurken oder mehr
1 Flasche Kanne-Brottrunk
ca. 5 kleine Zwiebeln
¼ l Wasser
2 Eßl. Vollmeersalz für das Einlegewasser
1 Eßl. Kanne-Rübenkraut
1 Teel. Wacholderbeeren
4 Gewürznelken
1 Lorbeerblatt
1 Prise Vollmeersalz
frischer Dill

Zubereitung:
Die Gurken mit der Gemüsebürste säubern und einige Stunden in Salzwasser einlegen.
Die Gurken herausnehmen und abtrocknen.
Die Zwiebeln schälen.
Die Gurken und die Zwiebeln in saubere, leere Schraubgläser füllen.
Den ¼ l Wasser mit dem Rübenkraut und den Gewürzen zum Kochen bringen.
Den Brottrunk dazuschütten und heiß werden lassen.
Durch ein Sieb das Brottrunk-Wasser-Gemisch über die Gurken gießen, bis sie bedeckt sind.
Den Dill als Abschluß darauflegen.
Die Gläser mit den Schraubdeckeln verschließen.
Die Gläser kühl stellen.

Tip:
Dieses Rezept ist auch mit gekochten Gemüsesorten möglich, z. B. rote Beete, Kohlrabi, Karotten, grüne Böhnchen, Blumenkohlröschen, Paprika, Mais oder andere Sorten.

Gifte haben in der Küche nichts zu suchen!

Da hatte ich nun mühsam gelernt, daß man Gifte aus der Nahrung nehmen muß. Und mit der Zeit habe ich es ja dann auch geschafft, sie bis auf ein Minimum zu reduzieren. Lange kam ich gar nicht auf die Idee, daß ich es selber war, die sie dann wieder gehörig in die Speisen brachte, und zwar durch meine Spülmittel. Besonders das Geschirr in der Spülmaschine ist sehr harten Waschmitteln ausgesetzt. Sie selbst, liebe Leserin, merken es doch auch, wenn Ihr Geschirr immer blasser wird oder der Goldrand langsam von Ihrem Geschirr verschwindet.

Es sind die vielen, vielen Rückstände vom Teller, die ständig mitgegessen werden. Die Rückstände verbleiben in den Handtüchern, die ja auch mit scharfen Waschsubstanzen gewaschen wurden. Die größten Umweltsünder überhaupt sind doch all diese Mittel, die man im Haushalt verwertet. Fast wie in einer Alchemistenküche geht es bei uns Hausfrauen zu, wenn wir mit verschiedenen Substanzen, z. B. in der Toilette, arbeiten. Da kann einem im wahrsten Sinne des Wortes wirklich schlecht werden.

Die übelriechenden Dämpfe, die einem entgegenschlagen, wenn man eine Spülmaschine öffnet? Noch nie gerochen? Sich noch nie was dabei gedacht? Bloß weil unsere Augen den »Film« auf dem Geschirr nicht sehen können, heißt es noch lange nicht, daß er nicht auch vorhanden ist. Wenn er bunte Blumen wegätzt, kann er nicht auch im Körper Unheil anrichten, dieser entsetzliche Chemiemoloch, der uns erbarmungslos in seinen Krallen festhält? Soweit war ich in meinen Betrachtungen gekommen, aber wie Abhilfe schaffen? Ich hatte schon einige alternative Produkte zum Geschirrspülen und für den Haushalt ausprobiert. Von dem Ergebnis war ich jedesmal sehr enttäuscht.

Außerdem waren sie überwiegend auf Seifenbasis aufgebaut. Aber Seife soll es auch nicht sein, das las ich in der Zeitschrift »Schrot und Korn«, Ausgabe August 1991. Weiter stand da zu lesen: »Mit Seifen waschen, spülen usw. schadet Ihrer Gesundheit und der Umwelt. Seife ist kein Naturprodukt, sondern das Ergebnis komplexer chemischer Vorgänge, die heute meist in hochtechnisierten Prozessen ablaufen. Im Grunde genommen ist Seife nur ein spezielles Salz! Vielen Seifenprodukten werden zum Teil gefährliche oder überflüssige Zusätze wie optische Aufheller, synthetische Duftstoffe, Füllstoffe, Schaumbildner usw. beigefügt.«

Zuletzt war ich also wieder bei der Chemie gelandet, da war wenigstens die Wirkung o. k., wenn ich auch wieder meine Speisen mit chemischen Rückständen »würzte«.

Da kam Frau Friebel von einem Ärztekongreß aus Baden-Baden zurück und hielt mir freudestrahlend einige Haushaltsreiniger buchstäblich unter die Nase. Ich war erstaunt, wie natürlich und wohlriechend sie waren.

Dann las ich die Beschreibung durch.

Da stand:

»Wir verzichten auf ätzende (alkalische) Substanzen, Chlorverbindungen, Silikate (Metasilikate) Zeolithen, Soda, Bleichmittel, Enzyme, Formaldehyd, Füllstoffe, optische Aufheller, Phosphate, Seife und *auch auf Tierversuche.*

Für alle Conlei-Produkte gilt: Sie sind besonders umweltschonend und hautfreundlich, ohne gewässerbelastende Schadstoffe im Sinne der Eutrophierung (Überdüngung).

Auch die Verpackungen sind nach umweltschonenden und praktischen Gesichtspunkten ausgewählt. Polyethylen verbrennt in der Müllverbrennungsanlage zu Kohlendioxid und Wasser.

Grundsubstanzen sind natürliche Gärungsmilchsäuren oder naturbelassene Pflanzenöle. Die wichtigsten Spurenstoffe sind fettlösliche Vitamine A, D, E und K.

Wasserlösliche Vitamine Inosit, Vitamin C, B, B_{12}, Ribofliavin, Niacin, Pyriodoxin, Panthothensäure, Biotin, Folsäure. Aminosäuren der Biosphäre. Mineralien: Kalzium, Magnesium, Natrium, Kalium sowie zahlreiche Salze anderer Ionen in Spuren.«

Ich machte mich also sofort daran, die Produkte zu testen.

Ich war überrascht von der geringen Gebrauchsmenge, von den niedrigen Preisen und vor allem von der sehr guten Wirkung.

Endlich hatten Frau Friebel und ich Reinigungsmittel gefunden, hinter denen wir auch stehen konnten und die für Mensch, Tier und Umwelt vertretbar waren.

Sehr schnell fanden wir aber heraus, daß man ein paar Dinge berücksichtigen muß, wenn man mit Conlei arbeiten will.

Das Handgeschirrspülmittel war sofort zu gebrauchen und die Wirkung sehr gut.

Aber das Ergebnis nach dem ersten Maschinenspülgang war eine mittlere Katastrophe. Das ganze Geschirr war mit einem Grauschleier belegt.

Nach langem Überlegen kam ich darauf, daß das die chemischen Rückstände sein mußten, die sich auf dem Geschirr niedergeschlagen hatten. Ich hatte ja viele Jahre harte Chemie benutzt. Ich mußte also zuerst einmal die Maschine von diesen Rückständen befreien.

Jetzt war nur die Frage WIE!

Brottrunk hieß dann das Zauberwort.

Das macht man, indem man eine Flasche Kanne-Brottrunk in die Maschine füllt und ohne Geschirr einen Hauptspülgang laufen läßt. Dieser Vorgang ist natürlich überflüssig, wenn Sie eine ganz neue Maschine haben.

Wir fanden heraus, daß es die rechtsdrehende Milchsäure des Brottrunks war, die alle alten Ablagerungen und Chemiereste in der Maschine ablöste. Wenn das nicht gemacht wird, können die biologischen Conleimittel erheblich beeinträchtigt werden.

Bei meiner 21jährigen Maschine waren ein paar zusätzliche Reinigungsvorgänge mit Brottrunk nötig, bis ich das erste gute Ergebnis bei meinem Geschirr verzeichnen konnte.

Der Klarspüler, der bei jeder Spülmaschine mitbenutzt werden sollte, hat sogar eine Doppelwirkung, und zwar eine kalklösende. Ein Spritzer davon in die Toilette gegeben, befreit diese nach 1–2 Stunden Einweichzeit von allen festen Ablagerungen.

Wasserkräne, Brauseköpfe, Duschkabinen, Badewannen, die man damit absprüht und kurz einwirken läßt, werden wieder blitzblank.

Ohne Chemie!

Ich war begeistert!

Auch meine Hände, die vorher nach jedem Spülgang rissig und rauh waren, erholten sich mit jedem Tag mehr. Heute sind sie wieder glatt und gesund.

Frau Friebel sagte mir, daß wir über unsere Poren 5mal mehr Gifte aufnehmen als über die Nahrung. Deswegen ist es ja auch so wichtig, womit ich meine Wäsche wasche. Rückstände bleiben in jedem Wäschestück und »drängeln« sich dann in meine Poren.

Die gleiche gute Wirkung hatte ich mit den Haushaltsreinigern.

Sie sind sehr fettlösend, gut reinigend und sehr sparsam.

Am Rande noch etwas Positives, was ein Bekannter von mir erlebte.

Sein Hund hatte aus Versehen ½ Flasche Conleimittel (Haushaltsreiniger), die Flasche war umgekippt und ausgelaufen, aufgeleckt. Das Tier wurde nicht mit verätzter Speiseröhre zum Tierarzt gebracht.

Dem Hund fehlte gar nichts, er hatte nicht einmal Durchfall bekommen.

Denken Sie doch einmal an die vielen Unfälle im Haushalt, wenn kleine Kinder Putzmittel in die Hände bekommen und davon trinken! Wie gefällt Ihnen dann die Geschichte mit dem Hund?

Oder wenn Schulen und Kindergärten und Schwimmbäder mit diesen Mitteln gereinigt würden, dann bräuchten die Kinder die teilweise giftigen Dämpfe anderer Produkte nicht mehr einzuatmen, von denen man sagt, sie verursachen Kopfschmerzen, Benommenheit, Unkonzentration und andere negative Erscheinungen.

Selbst einige lebensmittelverarbeitende Betriebe haben damit schon erfolgreiche Erfahrungen gemacht, z. B. ein alternativer Metzgereibetrieb in Süddeutschland kommt aus dem Schwärmen nicht mehr heraus. Ein Chemiker überwacht in dieser Metzgerei alles und ist ebenfalls verblüfft.

Ein Wunschtraum von mir wäre, diese biologischen Mittel überall dort einzusetzen, wo Lebensmittel verarbeitet werden, ob Gaststätten, Krankenhäuser, Kantinen usw. Damit endlich die Menschheit wieder gesund wird und bleiben kann.

Genug der Schwärmerei, probieren Sie es einfach mal selber aus, und dann können Sie mir ja mal schreiben, welche Erfahrungen Sie mit Conlei machen. Ihre Erfahrungen könnten wir dann in der nächsten Auflage drucken unter dem Motto: »Hausfrauen helfen Hausfrauen.«

Herzlichen Dank, und nun wünsche ich Ihnen viel Spaß beim Kochen und beim »großen« Conleireinemachen in Ihrer Wohnung.

Was man noch wissen sollte!

Ernährungsabhängige Krankheiten kosten die Krankenkassen jährlich 42 Milliarden Mark. Eine ganz hübsche Summe, was?

1928 gab es in den USA 867 verschiedene Lebensmittelprodukte. Heute sind es schon 12 000 Produkte. Bei uns zählen wir zur Zeit 5000 Artikel.

Wichtig zu wissen ist auch: In vorgekochten, präparierten Schlemmerangeboten läßt sich so gut wie alles verstecken, was wir »pur« auf keinen Fall essen würden wie Rindertalg oder verstrahlte Molke.

Machen Sie alles selber, dann wissen Sie, was darin ist. Vorsicht vor *Stabilisatoren, Emugaltoren* und Konservierungs- und Färbemittel.

Valium ist in der Putenleber zu finden. Sobald die Puten Blut ihrer Artgenossen riechen, bekommen sie einen Vernichtungsdrang.

Pilze brauchen Zucker, vor allen Dingen Trauben- oder Fruchtzucker. Wer einen Pilzbefall (Mykosen) hat, muß eine zuckerfreie Diät einhalten. Eisen- und Zinkmangel müssen bei Pilzinfektionen ausgeglichen werden. (Ist noch in einem gesonderten Kapitel ausführlich beschrieben), (Ingeborg Münzinger-Ruef)

Vor Jahrhunderten schrieb der römische Arzt Celsius: »Man soll seine Gesundheit pflegen, als seine Krankheit, die beste Medizin besteht darin, keine Medikamente zu benötigen.«

»Die neue Eßwelle besteht darin, nicht mehr alles wie ein Vielfraß in sich hineinzuschlingen, sondern sich im Winter kalorienreicher zu ernähren als im Sommer und Nahrungsmittel zu wählen, die so wenig wie möglich vergiftet sind. Plötzlich erinnert man sich daran, daß Tiere, die mit Kartoffeln ernährt wurden, besser schmecken als diejenigen, die mit Hormonen und Antibiotika künstlich schlachtreif gespritzt werden. Produzenten essen ihre eigenen Produkte nicht, wie sie selber zugeben.

Man kann in zahllosen Beispielen belegen, daß wichtige Errungenschaften in der Regel erst 20, 30, 50 Jahre später in der Praxis verwendet werden. Z. B. hat ein Schweizer Arzt vor 20 Jahren eine Veröffentlichung über den Einfluß von raffiniertem Zucker auf die Zahnkaries gemacht. 92 % der untersuchten Kinder behielten ein intaktes Gebiß, wenn man ihnen den Zucker verbieten würde.

224

Die Verbraucher und die Zucker- und Zahnpastahersteller sollte dies nachdenklich stimmen. Doch man predigte tauben Ohren. Man spricht nur von regelmäßigen Untersuchungen, damit festgestellte Schäden schnell behandelt werden können. Ich betone nochmals, indem man Ihre Zähne, liebe Leser, mit Amalgam füllt, beseitigt man nicht die Ursache. Im Gegenteil, jetzt haben Sie auch noch streuende Gifte im Körper. Stellen Sie Ihre Ernährung um, und Sie haben keine Zahnprobleme mehr!

Rohe Früchte und Gemüse enthalten Lebensenergie, die wiederum hilft, gesund zu werden. Rohkost ist eine ausgezeichnete *Heilnahrung*, aber keine Ernährung für alle Zeiten!

»Wenn Wissenschaftler allen Ernstes behaupten, daß man durch gesunde Nahrung nicht heilen könne, dann ist das höchst unwissenschaftlich und durch die Tatsache widerlegt, daß falsche Ernährung krank machen kann.« Bei den Diabetikern ist richtige Ernährung lebenswichtig. Sie wird von den Ärzten sogar vorgeschrieben. Bei allen anderen Krankheiten soll sie dann Quatsch sein?

Ich habe ja schon hin und wieder Jakob Lorber zitiert: »Wenn die Menschen bei der ihnen durch Moses angezeigten Kost verblieben wären, hätten die Ärzte mit ihren Arzneien nie etwas zu tun bekommen! Was Obst und genießbare Wurzeln betrifft, so rät der Herr, diese nur *mäßig* zu genießen und niemals roh. Obst muß vollkommen reif sein und ist gekocht, gebraten oder gedörrt gesünder als in rohem Zustand.«

Haben Sie sich schon einmal überlegt, daß eine »hygienische Verpackung« einiger Scheiben Wurst beispielsweise mit Weichplastik-Folie, die Konservierung mit Chemie und die Zubereitung mit Mikrowellen nicht nur die Gesundheit belasten, sondern auch eine große Verschwendung von Energie darstellt? Glas und Papier vorziehen, wenn Sie einkaufen gehen. Nichtbestrahlte Produkte kaufen. Niemand kann die Garantie übernehmen, daß durch das Verschweißen der Packung *keine Plastik-Moleküle* in die Nahrung gelangen.

Exotische Früchte, wie Kiwi, Ananas, werden mit Pestiziden behandelt und dann wegen langer Lagerung nochmals mit Chemie konfrontiert.

Sojabohnen sind kein Fleischersatz. Obwohl sie einen sehr hohen

Eiweißgehalt besitzen, können sie nicht ohne Bedenken gegessen werden. Sie stammen zum größten Teil aus den USA. Dort werden sie mit Pestiziden zur Haltbarkeitsmachung behandelt. Zudem enthalten Sojabohnen einen hohen Anteil an Purinen, die die *Harnsäurebildung* und damit Gichtkrankheiten fördern. Darum macht die Vollwertküche ja auch so viele Fehler. Sie verteufelt nur das Fleisch und steigt unbesehen auf andere Produkte um. Die »aufgeklärten« Menschen glauben dann, unbedingt diesen vertrauen zu können und nehmen sie zum Teil in sehr großen Mengen zu sich.
Wußten Sie, lieber Leser, auch, daß zusätzlich Fluor dumm macht?
Wer gesund sein will, muß sich nach den Gesetzen der Natur richten. Der Organismus läßt sich nämlich nicht narren, er arbeitet ehrlich. Der Schmerz ist des Menschen bester Freund.
»Der sichere Griff ins Angebot – todschick verpackt und tafelfein: Da schwimmt das tote Vieh zerhackt im Saft der giftigen Querverbindungen. Höchstgrenzen und Unbedenklichkeitserklärungen der öffentlichen Kontrollen widersprechen sich und verlieren ihre Glaubwürdigkeit. Gigantische Zunahme an Zivilisationskrankheiten, ein Vorgang der Selbstvergiftung. Durch Kochen werden ⅔ Eiweiß im Fleisch zerstört oder durch Gerinnung unverdaulich gemacht. 9% bleibt übrig. Um 1 Kilo Fleisch zu erzeugen, braucht man 16 Kilo Soja und Weizen.
Sprossen sind derzeit das einzige Lebensmittel, das noch giftfrei ist. Sprossen stabilisieren unser Immunsystem. Darum ist es ja auch so wichtig, daß wir selbst zu keimen anfangen.
Mai 1986 passierte das Unglück in Tschernobyl. Viele greifen jetzt zu den Sprossen. Sie sind unbestrahlt. Die Regierungen der Welt empfehlen nur Dosen.
Seit 5000 Jahren weiß man um die Sprossen. Sie leiten eine Entgiftung des Körpers ein und halten den Alterungsprozeß auf. Sprossen nähren, heilen, verjüngen und bauen vor. Sie haben auch Wachstumshormone.
Wenn wir unseren Haustieren, Hund und Katze, gekochtes Fressen vorsetzen, bekommen sie die gleichen Krankheiten wie wir. Geben Sie auch den Tieren ruhig Sprossen. Es sind die Vitamine A, B_1, B_2, B_3, B_{12}, H, C, D, E enthalten.

Vergessen Sie auch nicht, daß Gemüse in Holland, Israel, Südafrika, Italien, Spanien und den USA bestrahlt werden. Bei uns ist es verboten, Gemüse zu bestrahlen, es ist aber nicht verboten, verstrahltes Gemüse zu verkaufen!

Unser Geschmackssinn ist durch die langwährende Täuschung geschädigt worden. Deswegen brauchen wir oft eine ganze Weile, bis man wieder unverfälschte Nahrungsmittel gern ißt.

Wußten Sie auch, daß Zucker unsere Denk- und Lernfähigkeit ganz erheblich beeinträchtigt?

80% aller Gifte in unserem Körper stammen aus unserer Nahrung! Z. B. wird ein Apfel bis zu 20mal gespritzt und getaucht. Die Folgen der Wechselwirkungen durch die Chemikalien sind noch nicht abzusehen. Es sind ja verschiedene Chemikalien, womit unsere Lebensmittel überflutet werden. Und die zusammen in ihrem Körper sind eine wahre Bombe! Glauben Sie noch immer, daß falsche Ernährung Sie nicht krank macht?

Das Weizenkorn enthält alle Elemente, aus denen der menschliche Körper aufgebaut ist, einschließlich reinigender, vitalisierender und regenerierender Substanzen. 15 Pfd. *Weizengras* entsprechen 350 Pfd. bestem Gemüse. Gerstengras hat 11mal soviel Kalzium wie Kuhmilch, 5mal soviel Eisen wie Spinat, 4mal soviel Vitamin B wie Vollweizen, 7mal soviel Vitamin C wie Orangen. In Japan hat man mit Grassaft erfolgreich das Immunsystem wiederaufgebaut, das durch Röntgenstrahlen geschädigt wurde.

Grassaft enthält: 100 g Nahrung, 5200 mg Karotin, 1,29 B_1, 2,75 B_2, 0,34 B_6, 80 B_{12}, 328,8 Vitamin C, 51 E, 1490 Chlorophyll, 775 Soda, 8880 Pottasche, 1108 Kalzium, 224,7 Magnesium, 15,8 Eisen, 1,36 Kupfer, 594,3 Phosphor, 5,3 Mangan, 7,33 Zink.

Haben Sie das gewußt? Leider kann man nur in Japan und Amerika den Saft frisch kaufen. Aber was hält Sie davon ab, ihn selbst herzustellen?

Haben Sie auch schon gewußt, daß Gerste besondere Wachheit und Aktivität im Denken bewirkt? Hirse verbessert sogar die Sehkraft und beugt Gallensteinen und Arterienerkrankungen vor.

Ständig versuchen die Regierungen uns angst zu machen, indem sie behaupten, sie können die zukünftige Weltbevölkerung nicht mehr sattbekommen. Statistiken zeigen, daß mit einem Hektar Gerste Vieh gefüttert werden kann, dessen Fleisch einen Menschen 190 Tage lang ernährt. Ein Hektar Sojabohnen aber ernährt einen Menschen 5493 Tage, und das auch noch gesund.

Wenn also Nahrung nicht vorwiegend Kalorienträger ist, sondern an erster Stelle Energie, Information, Sender, so ist der Rückschluß gegeben, daß die Pflanze bzw. die lebensfrischen Sprossen ein Medium sind, uns Energie »höherer Ordnung« zuzuführen. (Das ist durch Kirlian-Fotografien bewiesen worden.)

Die natürlichen Gifte in Pflanzen werden beim Keimen abgebaut. Man kann sie dann roh essen.

In der Landwirtschaft wird mehr als die Hälfte der gesamten Antibiotikaproduktion der Arzneimittelindustrie verfüttert, heißt es in einer Veröffentlichung vom Verbraucherschutz in Hessen (wachstumsfördernde Hormone, Antibiotika, Beruhigungsmittel).

Für die Fleischgewinnung werden jährlich 400 Millionen Tonnen Getreide, also 78 % der Ernten, verfüttert. 20 Millionen Tonnen pflanzliches Eiweiß werden der menschlichen Ernährung entzogen. Damit könnten 2 Milliarden Menschen in den Hungerländern das ganze Jahr ernährt werden (Prof. Dument, Welternährungssachverständiger, sagte dies am 6. 11. 1974).

Sicher haben Sie auch schon mal von Findhorn gehört oder gelesen. Das liegt oben in Schottland. Dort haben vor über 20 Jahren drei Menschen Informationen über den Anbau von Gemüsen von den Devas erhalten. Devas sind Wesen, die unsere Gärten, Wälder und Gebirge bevölkern. Sie glauben es nicht? Nun, solange man per Kirlianfotografie die Aura des Menschen nicht sichtbar machen konnte, glaubte man auch nicht daran. Aber die Aura war trotzdem da.

Diese Naturgeister haben Dorothy MacLean wundervolles Wissen übermittelt. Glauben Sie halt nicht an die Devas, aber lesen Sie, lieber Leser, doch mal sehr nachdenklich die Botschaften. Es gibt ausgezeichnete Bücher darüber. Ich habe nur einen winzigen Teil daraus entnommen. Dorothy MacLean schreibt also zu Anfang: »Ein ungeahnter Genuß lag in dem Geschmack des Gemüses; wir hatten ganz vergessen, welch ergötzliches Aroma nicht mit künstlichem Dünger versehene Gartenfrüchte besitzen.« Der Landschaftsengel sagte ihr: »Der Mensch arbeitet uns nicht nur dadurch entgegen, indem er absichtlich Gift in den Boden legt, sondern auch dadurch, daß er in seiner Selbstsucht die kosmischen Gesetze bricht.«

Ich glaube, daß sich schließlich unsere Eßgewohnheiten ändern werden, wenn wir die Wahrheit der Deva-Äußerungen erkennen, daß kleines »natürliches« Gemüse und Obst mehr Nährwerte haben als große, chemisch behandelte Erzeugnisse.

12 Tage richtiges Essen reichen aus, um die Symptome, die durch falsches Essen herbeigeführt werden, zu beseitigen. 120 Tage braucht das Blut, um sich vollständig zu erneuern. Gutes Blut zieht Sauerstoff an. Vor *80 Jahren* fand ein japanischer Forscher heraus, daß Kalium/Natrium im Körper zwischen 5:1 und 7:1 liegt. Darum ist es so wichtig, eine ausgewogene Ernährung zu sich zu nehmen. Das Eiweiß ist reich an Natrium, darum also säurebildend.

Um die durch Fleisch erzeugte Energie aufrechtzuerhalten, muß man ständig Fleisch essen. Bei Getreide und Gemüse dauert es viel länger, bis die aus ihr entstandene Energie verbraucht ist. Viel Fleischkonsum kann Fieber erzeugen. Der Körper versucht so, »tote« Materie, also Giftstoffe, schnell auszuscheiden.

Zucker macht süchtig. Er verbraucht die Mineralien im Körper sehr schnell. Also entsteht schwerer Kalziumverlust, das wiederum bedeutet Zahnverfall. Die höchste Tbc-Rate war vor 300 Jahren bei Arbeitern in den Zuckerfabriken. Vor 60 Jahren ist wieder ein starker Anstieg dieser Krankheit in Japan vermerkt worden.

Kohlenhydrate in der Sojabohne können vom menschlichen Körper nicht leicht aufgenommen werden, wie es bei anderen Bohnen der Fall ist. Durch Fermentierung aber ist die Sojabohne wertvoll. Macht damit die Adern geschmeidig. Stärkt auch die Widerstandskraft, wußte schon Dr. Devey USA 1931.

Der schwere Mangel an Vitamin B_3 in der industriell erzeugten Nahrung unserer Wohlstandsgesellschaft macht psychische Störungen und das dadurch bedingte Fehlverhalten schon fast zur Regel.

Da die Ärzte kaum in *vorbeugender Medizin* oder Ernähungslehre ausgebildet werden, bringen sie nur wenig Begeisterung dafür auf. Devas sagen: »Ihr könnt reichlich Butter essen. Eure Salate sind gut. Nehmt mehr Olivenöl. Eßt so viel frisches Gemüse, wie ihr mögt.« Gott sagt: »Der Mensch wurde nach meinem Bild und mir ähnlich geschaffen, doch dann mißbrauchte er seinen Körper sehr, indem er die falschen Speisen aß, die falschen Getränke trank, die falschen Gedanken dachte.«

»Eine kleine Frucht auf einer fröhlichen, kräftigen Pflanze enthält mehr Gottesnahrung als eine große Frucht von einer Pflanze, die verstümmelt wurde und dadurch Schmerz und Angst erlebte und negative Energien, die in die Frucht eintreten.«

»Wenn die ausgehende Energie größer ist als die hereinkommende, manifestiert sich das sowohl in den Prozessen von Wachstum und Reife, wie auch also ausgedehnte überaktive organische Beschwerden.« Das bedeutet, wenn man zu viele kalte Körper und Gemüse ißt, muß der Körper letztendlich mehr Energie verbrauchen, um diese zu spalten und zu verdauen, als er bekommt. Dadurch entstehen dann auf Dauer neue Krankheiten.

Der gebildete Mensch hat die Kost des Hundes angenommen, obwohl er den Dickdarm des Schimpansen hat. Der gebildete Mensch meint anscheinend, seine Überlegenheit über die Tiere damit beweisen zu können, daß er alles, was ihm schmeckt, essen und trinken dürfe.

Die Zeit bewegt sich langsam. »Wer es vorzieht zu warten, bis sich die Ärzte für die große Ernährungsreformfrage einsetzen, wird bald zwei Meter unter der Erde liegen, feierlich bestätigt auf dem amtlichen Totenschein der Ärzte«, schrieb schon damals Are Waerland.

Essen Sie so wie bisher. Was Sie gern mögen. Das heißt, Weißmehl und Zucker. Die Leber aber vermag nur eine beschränkte Menge in Form von Stärke unterzubringen. Das Blut nicht mehr als 0,1 %. Man frage also die Ärzte, wohin damit. Sie schauen verblüfft drein. Daran hat noch keiner gedacht. Und die Chemiker? Sie wissen in der Regel nichts über die Lebensvorgänge im Menschen.

Was sagen die Menschen? Was nützt uns die ganze Heilwissenschaft, wenn wir nicht einmal essen und trinken können, was uns beliebt? Wozu dienen all die Annehmlichkeiten des Lebens, wenn man sich ihrer nicht erfreuen darf? Die Leber, die Bauchspeicheldrüse, der Darm und all die anderen Organe haben sich unserer Lebensweise anzupassen, basta.

Ärzte denken nur ans Ausbessern, nicht ans Vorbeugen durch richtige Ernährung.

Erschreckend hoch ist der Hundertsatz der Kranken und verhaltensgestörten Kinder. 20% der Kinder sind hyperaktiv, das heißt zappelig, ohne Konzentrationsvermögen und demzufolge lernunwillig. Für die Hyperkinese werden mehrere Ursachen angenommen. Synthetische Zusätze in Nahrungsmitteln, Blei, Neonlicht in Schulräumen und das Fernsehen.

Zur Zeit werden die ernährungsbedingten Zivilisationskrankheiten nicht in erster Linie durch Schadstoffe, sondern durch den Mangel an Vitalstoffen verursacht.

Die Hersteller sind immer mehr an der *Lagerdauer* ihrer Produkte interessiert, als an deren Nährstoffreichtum.

Adolf Just, der die Heilerde vor hundert Jahren wiederentdeckte, schreibt:»Man macht die Erfahrung, daß bei Kranken übelriechende Wunden sofort ihren Geruch verlieren und leichter heilen, wenn der Betreffende aufhört, Fleisch zu essen. Je höher ein Tier entwickelt ist, desto weniger Nahrung hat es verhältnismäßig nötig. Das Pferd frißt, z. B. im Verhältnis zu seinem Körpergewicht, viel weniger als eine Raupe.

Im alten Rom haben viele große Männer, die wichtige geistige Arbeiten ausübten, wie Schriftsteller, Erfinder, sich durch wochenlanges Fasten vorbereitet. Geistige Klarheit und Leistungsfähigkeit wachsen dann. Man hat dann zu dieser Zeit starke Ausscheidungen, die Zunge ist belegt, Kot und Urin riechen übel. Der Körper zeigt von selbst an, wenn die Heiltätigkeit zu Ende ist. Die Zunge wird rein, der Urin klar, Geruch ist nicht mehr vorhanden. Während ich also dieses Buch schreibe, esse ich morgens nichts.

Wir sind so dumm oder einfältig, daß wir das gesunde Vollkorn verachten, Weißbrot essen und das gesündere an Schweine und Hühner verfüttern. Dafür kauft man dann teure Vitaminpräparate. Chemische Fabriken freuen sich darüber.

Alle gefärbten Lebensmittel sind krebsfördernd. Gefärbt werden: Butter, Margarine, Puddingpulver, Mehl, Teigwaren, Brühwürfel, Marmelade, Würste, Kuchen, Limonade, Parfüm, Lippenstift, Nagellack. Das ist nachzulesen bei Pfarrer Harzenmoser.

Das menschliche Fett rangiert zwischen Gänsefett und Fischtran und dokumentiert damit eine gewisse Mittelstellung, was wohl so zu verstehen ist, daß die vitalen Prozesse im Menschen der pflanzlichen Natur näherstehen als derjenigen der Tiere. Die sogenannten synthetischen Fette, die aus Mineralöl hergestellt werden, sind für die menschliche Ernährung ungeeignet. Bei längerem Gebrauch wird die lebendige Darmschleimhaut gelähmt.

Mit frischer Milch gefütterte Tiere gediehen munter, die mit synthetischer Milch gefütterten Tiere gingen ein.

Rudolf Hauschka fand auch heraus: »Rohkost ist für den Organismus eine Anstrengung. Am besten leichtes Schmoren im eigenen Saft. Daß die Zubereitung der Nahrungsmittel nicht eine Zerstörung, sondern eine Verwandlung bedeutet. *Einseitige Rohkost – mit Fanatismus –* kann dem Organismus leicht zuviel zumuten. Folgen: Verdauungsstörungen, Körper- und Geistgrundlage werden nicht mehr richtig ernährt. Auf der anderen Seite ist die Rohkost in der Hand des Arztes ein unschätzbares Heilmittel. Sie muß aber zeitlich begrenzt werden. Rohkost ist heilend, zubereitete Kost ist nährend.«

Er fand auch heraus, das Einlegen in Öl, Essig, Zuckersirup und dergleichen ist das harmloseste aller Verfahren und führt zu guten Ergebnissen, aber nicht, wenn es in Fabriken geschieht.

Borsäure, Benzolsäure, Salizylsäure, Formaldehyd, Wasserstoffsuperoxyd benutzt die Konservenindustrie. Weil die Regierung auch am Gedeihen eines so umfangreichen Industriezweiges interessiert ist, drücken sie mehr Augen zu, als nötig wäre.

Aromatisierungsmittel und auch synthetische Vitamine stammen aus dem Bereich der Teerchemie. Substanzen aus der Teerchemie bilden eine Art stoffliches Gespenst. Sogenanntes Buttergelb ist krebsfördernd.

»Ein mit Lust gemachter ›Diätfehler‹ bekommt dem Patienten besser als eine hineingequälte Diätspeise.«

Steht dem Körper ausschließlich Fett zur Verfügung, so wird mehr Sauerstoff verbraucht.

Warum ist es leichter, einen Menschen für eine Operation zu überzeugen als für eine Änderung seiner Ernährungsgewohnheiten? Der Gedanke, für die eigene Gesundheit verantwortlich zu sein, etwas für sie tun zu müssen, ist den meisten Menschen unangenehm. Man gibt sich der Täuschung hin, daß das, was die meisten tun, richtig ist. Soll man liebe Gewohnheiten aufgeben und dazu noch als Außenseiter verlacht werden? Leichter ist es, den Mahner verächtlich zu machen und mit Spott zu übergießen. Die Folgen jahrzehntelanger Mangelernährung können nicht in Tagen oder Wochen behoben sein.

Wußten Sie auch, daß, wenn die Milch beim Verbraucher endlich ankommt, sie meist nur noch zwei bis drei Tage haltbar, aber schon bis zu fünf Tage alt ist? Keimfreiheit ist ein Zeichen von Zivilisation. Jetzt stellt man fest, daß dadurch die Abwehrkräfte entscheidend geschwächt werden. Die Infektionen haben im »keimfreien Zeitalter« drastisch zugenommen.

In der Trockenmilch gehen vor allem die Vitamine verloren. H-Milch ist sozusagen Leichenwasser. Studien haben ergeben, daß bei Mäusen die 4. Generation steril war. Wir leben nur ein wenig länger, darum erkennen wir die Schäden zu spät.

Ein weiteres Problem bei Käse stellen die Einpackfolien aus Plastik (PVC) dar. Die Bildung von Knochen- und Leberkrebs wird begünstigt. Bei Schmelzkäse werden Schmelzsalze, Pyro- oder Polyphosphate, verwendet. Beim Verzehr einer kleinen Käseecke von 30 g nimmt man mehr als 900 mg Phosphat zu sich. Deswegen meide ich als Krebspatientin seit vielen Jahren alle weißen Milchprodukte.

Und dann gibt es auch noch die Situation bezüglich der zur Wachstumsregulierung eingesetzten Substanzen beim Getreide. Auch im Obstbau ist der Einsatz von Wachstumshemmern normal. Keimhemmungsmittel für Kartoffeln sind Herbizide. Wegen ihrer starken Nebenwirkungen unterliegen sie staatlicher Kontrolle, aber nicht nach dem Verkauf (nachzulesen bei Chemie in Lebensmitteln).

Surjy betete schon 1919: »Unser täglich Brot gib uns heute, unverfälscht durch Menschenhand.«

»Angst, die durch das Empfindungsleben die Nerven stark beeinflußt, von hier ins Blut gelangt und von dort aus in das Fleisch, bleibt darin, wenn das Tier geschlachtet ist, und du, der du das Fleisch und das Blut zu dir nimmst, nimmst diese Angstgefühle und die Schreckenserlebnisse mit auf in deinen Körper.

Wir befinden uns ewig auf der Jagd nach irgendwelchem absonderlichem Fraß. Dadurch wurden wir dahin gebracht, die unwahrscheinlichsten Gerichte zwischen unsere Zähne zu schieben.«

Der starke Fleischverzehr ist weitgehend verantwortlich für die heutigen traurigen Zustände.

Was die richtige Ernährung betrifft, so kommt es nicht so sehr darauf an, was man ißt, sondern was man nicht ißt. Der Gedanke, daß das Nichtessen wichtiger ist als das Essen, geht den Menschen schwer in den Kopf, und sie versuchen erst alle möglichen Mittel, ehe sie sich zu einer Entsagung entschließen. Der Grund: Das Essen ist angenehmer als das Nichtessen!

Es gibt keine Genesung von chronischer Krankheit ohne zwei Unbequemlichkeiten: Schmerz und Entsagung.

Wichtig ist zu erfahren, weshalb denn gerade in den zivilisierten Ländern die Menschen einen so starken Antrieb zum Vielessen verspüren? Wenn ein Körper dauernd an Vitamin- und Mineralhunger leidet, entsteht ein undefinierbares Begehren, Verlangen, Gelüsten, das irgendwie befriedigt sein will.

Man ißt mit Genuß Dinge, die krank machen. Wir züchten eine Freßsucht.

Eine Nahrung, die krank macht, kann erst recht nicht als Leistungskost für Sportler geeignet sein.

Wußten Sie auch schon, daß in den Zitronen anbauenden Ländern die Medizin weiß, daß ein starker Zitronengenuß sich auf den Kalziumhaushalt negativ auswirkt? In diesen Ländern wird also mit der Zitrone sehr sparsam umgegangen. Lustig, nicht?

Jean Carper schreibt in ihrem Buch »Nahrung ist die beste Medizin«: »Zu meinem Erstaunen habe ich festgestellt, daß Wissenschaftler auf der ganzen Welt im Verlauf ihrer Routinearbeit ständig verblüffende *Arzneimittel in unserer Nahrung entdecken.* Daß diese chemischen Wirkstoffe Krankheiten lindern und ihnen vorbeugen können, wurde von etwa dreihundert führenden Wissenschaftlern bestätigt, außerdem durch über fünftausend wissenschaftliche Untersuchungen und Aufsätze, die ich gelesen habe. Lebensmittel, die unverfälschten wohlverstanden, sind voll von pharmakologischen Wirkstoffen. Lebensmittel sind tatsächlich im Körper als Arzneimittel wirksam.«

Was Sie unbedingt tun sollten!

Bevorzugen Sie immer Nährstoffe, die eine Schutzfunktion der Zellen haben. Dazu gehören ganz besonders die Vitamine E, C, A. Es befindet sich in Keimöl, Obst, es muß aber basisch sein, Salate, gelbe und grüne Blattgemüse, Karotten, roter Paprika. Magnesiumreiche Nahrung ist gut für Kinder.

Tägliche Verwendung von *Knoblauch, Gewürznelken, Salbei, Rosmarin, Thymian und Bohnenkraut* in den Speisen hat einen wohltuenden Einfluß auf die Gesundheit.

Heinz Schiegl schreibt in seinem Buch Color-Therapie, »Personen, die leicht zum Erbrechen neigen, sollen Gelb meiden. Gelbe Kleidung erzeugt bei vielen Menschen Unbehaglichkeit.« Probieren Sie es aus, es hat keine Nebenwirkungen und kostet nichts!

Fasten ist das Messer des Internisten. Man verzeichnete sagenhafte Erfolge bei allen Erkrankungen. Auch bei Krebs! Morgenfasten ist auch schon eine sehr gute Sache. Also nur zum Frühstück trinken!

Knoblauch tötet Fäulnisbakterien ab, wodurch dann wieder Zellgifte verschwinden.

Der *Zinkgehalt* in Kürbiskernen stützt die Funktion der Prostatadrüse. Regelmäßig eingenommen sind sie auch wohltuend auf das Augenlicht. Luzernen-Keimlinge wirken entgiftend und schmerzlindernd bei *rheumatischen Erkrankungen.* Sesam ist nervenaufbauend. Das *Sesamöl wird nicht ranzig.* Es stabilisiert auch andere Öle, wenn es ihnen zugemischt wird. 100 g Sesamsprossen enthalten 1025 mg Kalzium.

Die gelbe Sojabohne ist gut für Menschen, die an Rheuma oder Gicht leiden. Es ist somit auch der geeignete Eiweißträger überhaupt und gesünder als tierisches Eiweiß. Das ist auch eine sehr gute Nahrung für Diabetiker wegen der geringen Stärkeanteile. Vegetarier leiden sehr oft unter Kalzium-, B_{12}- und Eisenmangel, darum sind sie oft auch so vergeßlich. Durch Keimlinge kann man diesen Schaden auf Dauer aufheben.

Buchweizen hält warm, Hirse ist gut für die Milz, Reis gut für das Gehirn, Mais gut fürs Herz.

Wenn wir grünes Gemüse essen, funktioniert unser Gehirn besser, unser Denken ist klarer. Möhren, Zwiebeln, Kürbis sind gut für die Milz, Löwenzahn und Beifuß sehr gut für Herz und Blut.

Bei *Leukämie* wird empfohlen, Beifuß, braunen Reis, Buchweizen und etwas gekochtes Gemüse in die Ernährung miteinzubeziehen. Vor allen Dingen sollte man viel von allem, was roh ist, essen.

Seit fast 4000 Jahren kennt man Diabetes. Kurz nach dem Kriege erklärte ein *internationaler Ärztekongreß* Insulinspritzen für ungeeignet und gefährlich. Da es keine Alternative gibt, wird es weiter empfohlen. Dabei sind Kohlehydrate die beste Glukosequelle, vor allem für Diabetiker. Einige Ärzte haben schon damit begonnen, Kohlehydrate zu empfehlen. Dies ist die alte östliche Heilungsmethode. Man soll dazu die ganzen Getreidekörner nehmen. Der Patient kann jeden Tag braunen Reis bekommen. Er muß ihn sehr sorgfältig kauen und erst hinunterschlucken, wenn er breiig ist. Zwiebeln, Möhren und Kürbis etc. sind wirksam zur Aufrechterhaltung des richtigen Blutzuckerspiegels. Man sollte auch darauf achten, daß der Diabetiker keine Störungen in der Niere hat.

Misu, eine Paste aus der Makrobiotik, enthält Zybicolin, eine Substanz, die fähig sein soll, radioaktive Substanzen im Körper zu binden. Nach Bestrahlungen ist Misu sehr zu empfehlen.

Nehmen Sie drei süße Mandeln täglich. Sie nutzen auch bei Sodbrennen, Magenschmerzen und Magengeschwüren.

Roter Reis ist krankheitsheilend. Hirse ist ein sehr gutes Stärkungsmittel. Sie gibt Kraft und verbessert das Aussehen. Kümmel läßt Schwellungen abklingen und wirkt schmerzstillend. Er vertreibt Blähungen. Knoblauch gilt als Verjüngungsmittel. Zimt wirkt bei Schluckauf, Husten, Stirnhöhlenentzündung. Gewürznelke ist gut bei Asthma, Schluckauf. Mandeln sind ein sehr gutes Stärkungsmittel. Man sollte alle Nahrungsmittel genau kennen und nur das auswählen, was einem zuträglich ist und bekommt. Leider essen wir nur das, was uns schmeckt.

Hafer gibt Kraft und frohen Mut. Er ist ein großer Vitaminspender.

Bei Häferle kann man nachlesen: »Epileptiker dürfen keine Bohnen, Erbsen und Zwiebeln essen. Lösen Anfall aus.«

Dr. John Diamond schreibt: »Wie ein Medikament beeinflußt

auch die Nahrung die Körperfunktionen eines Menschen. Es ist deshalb ein großer Irrtum, anzunehmen, ein Medikament könne ohne Berücksichtigung dessen, was der Kranke darüber hinaus zu sich nimmt, den gewünschten Zweck erfüllen.«

Kneipp wußte schon, daß der Fettsüchtige ein Schwächling ist. Menschen trinken zuwenig. Harnsäure z. B. löst sich im Wasser im Verhältnis 1:150 000 und kann nur in gelöster Form ausgeschieden werden. Bleibt sie im Körper, muß sie neutralisiert werden, und holt dazu Mineralstoffe aus Knochen, Knorpeln und Zähnen. Die Folgen durch Flüssigkeitsmangel sind Karies, schmerzende Gelenke, Gicht, Entkalkung der Knochen, Rundrücken. Die Verbindung Harnsäure–Eiweißstoff ist praktisch unlöslich und kann im Körper schwerwiegende Störungen hervorrufen. Darum fühlen sich die Menschen auch ziemlich schnell sehr wohl, wenn ich ihnen sage, daß sie bis an die drei Liter täglich trinken müssen.

Kartoffelkost ist die wirksamste Ausgleichskost bei entgleisten Stoffwechselabläufen und damit die wirksamste Maßnahme bei Übersäuerung. Die Kartoffelkost enthält die acht lebensnotwendigen Aminosäuren: Lencin, Valin, Isolencin, Theronin, Lysin, Methionin, Tryptophan, Phenylalanin, hinzu kommen zwei semiessentiellen (semis-halb) Aminosäuren: Histidin, Arginin. Das Fehlen nur einer einzigen essentiellen Aminosäure führt zu Mangelerscheinungen. Insgesamt 17 Aminosäuren besitzt allein die Kartoffel.

Da predigen immer wieder Leute, man solle keine »Nachtschattengewächse zu sich nehmen wie die Kartoffel und die Tomate«. Einer schreibt mal wieder vom anderen ab, ohne sich mal Gedanken darüber zu machen. Wenn Tomaten wirklich so schlimm für den Menschen sind, wieso sind dann nicht schon alle Südländer »ausgestorben«? Unsere Vorfahren haben ausschließlich von der Kartoffel gelebt.

Japanischen Untersuchungen zufolge unterdrücken Brokkoli, grüner Pfeffer, kleine Zwiebeln, Äpfel, Ingwer, Kohl, Auberginen allesamt erstaunlich wirkungsvoll krebserzeugende Zellmutationen. Blumenkohl, *Süßkartoffeln* und Rettich waren »in Maßen wirkungsvoll«. Diese Wissenschaftler haben auch herausgefunden, daß eine eiweiß/fetthaltige Mahlzeit das Blut unmittelbar darauf meßbar träge machte.

Sehr wichtig zu wissen ist auch, daß 1 Gramm Kartoffel, Bananen und Kleie nur 3 Gramm Wasser »verbrauchen«. Hingegen schlucken 1 Gramm Gurken, Karotten, Kopfsalat 20–24 Gramm Wasser. Das zu wissen ist für Menschen, die unter Bauchwassersucht leiden, sehr wichtig. Sie können also mit gezielter Ernährung auch das Wasser bekämpfen. Dazu müßte das Gemüse so klein wie Haferflocken geraspelt werden.

Ich habe schon einmal geschrieben, daß grünes Gemüse viel Clorophyll enthält, also für alle Krebsarten bis auf Leukämie sehr gut geeignet. Grünes Gemüse überdeckt die orangegelbe und rote Färbung. Leukämiekranke sollten also viel rotes essen.

In erhitzter Milch überleben wenig Antikörper, darum ist auch fertige Nahrung wahrhaftig nicht gut.

Wußten Sie auch schon, daß Hafer und Zwiebeln das wohltätige HDL-Cholesterin merklich erhöhen kann? Das dauert aber bis an die zwei Monate, bis man es messen kann. Aus unbekannten Gründen scheint das Essen von Äpfeln den Cholesteringehalt von Frauen stärker zu senken als den von Männern.

Chilipfeffer soll das Leben verlängern und gegen Senilität vorbeugen. Er ist ein ausgezeichneter »Lungenreiniger«. Die Schärfe holt die Verschleimung aus den Lungen heraus. Man sollte einmal am Tage etwas sehr Scharfes essen.

Seit 6000 Jahren ist bekannt, daß Gerste Kraft und Stärke vermittelt und die guten Johannisbeeren das Leben verlängern sollen.

Begreifen Sie eins, lieber Leser, Ihre Gesundheit ist Ihre eigene Angelegenheit. Sie haben sich ohne Arzt, Krankenhaus etc. krank gemacht. Wenn Sie Ihre Gesundheit also einmal verloren haben, kann Sie Ihnen kein Arzt der Welt ersetzen.

Anfangs wurde auch Pasteur lächerlich gemacht, wie das so üblich ist bei den Medizinern. Doch dann veränderte sich die Einstellung schlagartig. Wissen Sie auch, warum? Weil sie merkten, daß man damit Geld verdienen kann!

Wenn die Ärzte bei uns dafür bezahlt würden, daß sie den Patienten gesund erhalten, dann würden sie sich sofort für Ernährung interessieren.

Aber jetzt die Lösung, weil es mit der Ernährung wirklich so gut klappt. Selbst Sie, lieber Leser, der vielleicht nicht Abitur hat, wird es begreifen und sich nie mehr ins Boxhorn jagen lassen.

»Es ist der *Nährboden*, also unser Körper, der die Krankheit schafft. Sagen wir mal, schlechtes Blut, Ablagerungen in Muskel und Geweben haben den Körper geschwächt. Wir werden nicht durch den Erreger krank. Also eine Krankheit macht uns nicht kaputt, sondern erst, wenn wir den »Boden« dafür geschaffen haben. Morsche Balken tragen auch kein Dach mehr. Stürzt es ein, würden die Schulärzte sagen, es war zu schwer. Wir müssen es erleichtern. Die Naturärzte ziehen dickere Balken ein.«

Die meisten Ärzte fahren diesen unwiderleglichen Tatsachen zum Trotz immer noch fort, das Pferd beim Schwanz aufzuzäumen, indem sie den Mikroben die Schuld geben und den Nährboden übersehen, der den Eindringlingen Tür und Tor öffnet, wie es z. B. bei gewöhnlichen Erkältungen und der Grippe der Fall ist. Krankheit und Krankheitskeime findet man immer zusammen. Gleich wie man im Mittelalter die Teufel beschuldigte, daß sie die Krankheiten verursachten, legt man diese Untaten heute den Mikroben zur Last.

Noch einmal zum besseren Verständnis. Wäre es nicht so, dann müßten *alle* immer Grippe bekommen. Alle Lungenkrebs, die in einer Astbestfabrik arbeiten. Alle Leukämie, die in der Nähe einer Atomanlage wohnen. Verstehen Sie mich jetzt?

Zum Abschluß noch ein kleines Beispiel: »Bereits 1896 wußte man: Man kann mit vielen Versuchen beweisen, daß Bakterien, die sonst für Tiere ganz oder verhältnismäßig harmlos sind, in Reinkultur eingespritzt außerordentlich bösartig werden, *sofern gleichzeitig eine Einspritzung gewisser chemischer Stoffe* in die Wundgegend gemacht wird. Mit anderen Worten: Wenn wir die Kräfte, mit denen sich *unser Körper selbst gegen Eindringlinge verteidigt*, mit Hilfe gewisser Chemikalien lähmen oder zerstören, so finden die Schmarotzer plötzlich freie Bahn und viel Nahrung. Sie nehmen außerordentlich an Kraft zu und vergiften mit ihren Ausscheidungen die Gewebe.

Wenn die Bösartigkeit oder die Unschädlichkeit der Kleinstlebewesen von den Stoffen, mit denen sie im Laboratorium gezüchtet werden, bedingt wird, so ist es eine einfache, vernünftige Folgerung, anzunehmen, daß ihre Wesenheit ebensosehr von der Nahrung bestimmt wird, von der sie im Menschenkörper leben.

Denkrichtigkeit, gesunder Menschenverstand, zusammen mit

neuen wissenschaftlichen Versuchen, zeigen uns, daß die Nahrung wichtiger ist als der Keim, der Boden wichtiger als der Same. Sehr wahrscheinlich ist die gegenwärtige herrschende Auffassung, worauf das riesige Gebäude der neuzeitlichen Bakterieologie ruht, nämlich, daß die Mikrobe die Krankheit schafft, ganz und gar falsch und lächerlich.« Dies sagte ein berühmter Arzt und Forscher. Ellis Barker, und schon 1896.

Na, wachen Sie langsam auf?

Bezugsquelle für die Produkte
der Metzgerei Stärfl:

Metzgerei Stärfl
Schönauer Straße 34
84307 Eggenfelden
Tel. 0 87 21/89 40

Die Firma Stärfl liefert innerhalb 48 Stunden.
Im Sommer werden die Produkte so verpackt,
daß sie durch Hitze keinen Schaden erleiden.

Quellenhinweis

1 Bio-Medizin, Falken Verlag, Niedernhausen 1983
2 Brecht, Eduard A., Deine Ernährung ist dein Schicksal, Brecht Verlag, Karlsruhe 1976
3 Baumann, Adolf, Unerhörtes aus der Medizin, Hallwag Verlag, Bern 1989
4 Bircher-Benner, Ernährungskrankheiten, Wendepunt Verlag 1927
5 Carper, Jean, Nahrung ist die beste Medizin, Econ Verlag, Düsseldorf 1988
6 Chemie in Lebensmitteln, Verlag Zweitausendeins, Köln 1981
7 Die Winde der Wahrheit I. und II. Teil, Ernst Wunder Verlag, Köln 1983
8 Der Findhorn-Garten, Franz Schickler Verlag, Berlin 1975
9 Das große Edgar-Eayce-Buch, Hirthammer Verlag, München 1985
10 Diamond, John Dr., Die heilende Kraft der Emotionen, Verlag für angewandte Kinesiologie, Freiburg 1987
11 Davis, Adele, Gesund bleiben – ein Leben lang, Hörnemann Verlag, Bonn 1983
12 Eggenstein, Kurt, Der Prophet J. Lorber, Verlag Mehr Wissen, Düsseldorf 1987
13 Friebel-Röhring, Gisela, Ich habe Krebs! – Na und?, Ariane Verlag, Königstein
14 Friebel-Röhring, Gisela, Ärzte sind nicht allwissend, Hebel Verlag, Rastatt
15 Friebel, Gisela, Essen Sie gern Tapetenkleister?, Hebel Verlag Rastatt
16 Friebel, Gisela, Sind wir schon alles Versuchskarnickel?, Ariane Verlag, Königstein
17 Friebel, Gisela, Ich habe Krebs und lebe noch immer. Ariane Verlag, Königstein
18 Friebel/Dr. Hoffmann, Nahrung für deine Seele, Ariane Verlag, Königstein
19 Friebel/Dr. Hoffmann, Heilen ist einfach, Vier Flamingos Verlag, Rheine

20 Friebel, Gisela, Gesundheit fast zum Nulltarif, Ariane Verlag, Königstein

21 Geresa, Klaus, Öko-Abc, Bastei Verlag, Bergisch-Gladbach 1986

22 Glaesel, Karl O., Heilung ohne Wunder und Nebenwirkungen, Labor Glaesel, Konstanz

23 Häberle, Thomas, P. Helfen und Heilen, Veritas Verlag, Frankfurt 1983

24 Harzenmoser, Pfarrer, Gesundheitsbuch, Stauffacher Verlag, Zürich 1962

25 Homogenius/Ro, Wissenschaftler des Uranus testen Erdvölker, Ventla Verlag, Wiesbaden 1974

26 Hauschka, Rudolf, Ernährungslehre, Verlag Vittorio Klostermann, Frankfurt 1979

27 Hauschka, Rudolf, Heilmittellehre, Verlag Vittorio Klostermann, Frankfurt 1983

28 Hauschka, Rudolf, Substanzlehre, Vittorio Klostermann, Verlag, Frankfurt 1985

29 Issberner-Haldane, Ernst, Die kosmische Religion, Falken Verlag, Berlin 1950

30 Just, Adolf, Kehrt zur Natur zurück, 1930 erschienen (nicht mehr erhältlich)

31 Keller, Willi, Autogene Bio-Dynamik, Selbstverlag

32 Kuhsi, Michio, Orientalische Diagnose, Pala Verlag 1980

33 Lorber, J., Erde und Mond, Bietigheim 1953

34 Lorber, J., Kennzeichen unserer Zeit, Lorber Verlag, Bietigheim 1920

35 Lorber, J., Jakob-Lorber-Gesamtausgabe, Lorber Verlag, Bietigheim 1930

36 Münzinger-Ruef, Ingeborg, So stärken Sie Ihr Immunsystem, Heyne Verlag, München 1987

37 Mac Lean, Dorothy, Du kannst mit Engeln sprechen, Aquamarin Verlag, Grafing 1980

38 Maramoto Naborn, Heile dich selbst, Hugendubel Verlag, München 1987

39 Messegué, Heilkräuter-Lexikon, Moewig Verlag, München

40 Macherness, Richard Dr., Allergien gegen Nahrungsmittel und Chemikalien, Hippokrates Verlag, Stuttgart 1986

41 Nöcker, Rose-Marie, Das große Buch der Sprossen und Keime, Heyne Verlag, München 1987

42 Nöcker, Rose-Marie, Heilerde, Mod. Lysets Verlag, Aps, Kopenhagen 1981

43 Peiter, Jamila, Pro und Contra der Rohkost-Ernährung, Access Verlag

44 Pfeiffer, Carl C., Nährstoff-Therapie bei Geisteskrankheiten, Haug Verlag, Heidelberg 1986

45 Rutau, Theo, Befreiung aus den Fesseln der Psychiatrie, Waerland Kreis, München 1988

46 Schigt, Heinz, Color-Therapie, Bauer Verlag, Freiburg 1979

47 Schmidberger, Peter, Der kritische Patient, Südwest Verlag, München 1977

48 Schwitters, Bert, Überleben mit einem Körper, Raum & Zeit Verlag, Gehrden 1985

49 Surya, G. W., Moderne Rosenkreuzer, Lenser Verlag, Berlin 1922 (nicht mehr erhältlich)

50 Surya, C. W., Hömöopathie, Karl Rohm Verlag, Lorch 1936 (nicht mehr erhältlich)

51 Surya, G. W., Verborgene Kräfte der Pflanzen, Hermann Bauer, Verlag, Freiburg 1960

52 Surya, G. W., Makrokosmos und Mikrokosmos, Karl Rohm Verlag, 1949 (nicht mehr erhältlich)

53 Spork, Wilhelm, Die Grundvergiftung der Menschheit, Karl Rohm Verlag, Lorch 1908 (nicht mehr erhältlich)

54 Thakkur, Dr. Ayurveda, Bauer Verlag, Freiburg 1971

55 Tompkins, Peter, Das geheime Leben der Pflanzen, Fischer Verlag, Frankfurt 1987

56 Valnet, Jean, Aroma-Therapie, Heyne Verlag, München 1986

57 Villoldo, Heilen und Schamanismus, Phönix Verlag, Basel 1956

58 Waerland, Are, Befreiung aus dem Hexenkessel der Krankheiten, Humata Verlag, Bern 1953

59 Wurster, Gerda, Auch dazu ward ihm der Verstand, Lichtwald Verlag, Oldenburg 1986

60 Ziff, Sam Dr., Amalgam, Hübner Verlag, Waldeck 1985

Inhaltsverzeichnis

Inhaltsverzeichnis

Ich habe Krebs! Na und?

Gisela Friebel-Röhring

Jedes Jahr erkranken mehr als 300 000 Menschen in unserem Land an Krebs. Die Medizin ist oft machtlos. Das Urteil Krebs löst Panik und Todesängste aus.

Die Autorin, Jahrgang 1941, erkrankte 1983 an Krebs. Nach der vernichtenden Diagnose der Schulmediziner, fand sie selbst einen Weg aus der Hoffnungslosigkeit. Mit der Akzeptanz ihrer Krankheit und naturheilkundlichen Therapien verlängerte sie ihr Leben um 12 lebenswerte Jahre. In dieser Zeit schrieb sie 10 Bücher, hielt Seminare und Vorträge und gab damit zahllosen Betroffenen Mut zum Weiterkämpfen.

€ 8,–

Ich habe Krebs –
und lebe noch immer

Gisela Friebel-Röhring

Trotz steigender Ausgaben im Gesundheitswesen
sterben heute immer mehr Menschen an Krebs.
Bereits 1987 waren ein Viertel aller Sterbefälle auf
eine Krebserkrankung zurückzuführen. Durch
falsche Diagnosen und Therapien werden nicht nur
Krebspatienten gefährdet.
Gisela Friebel-Röhring hatte Krebs, wurde operiert
und chemotherapeutisch behandelt. Als sie feststellte, daß es ihr dadurch immer schlechter ging,
begann sie sich mit Naturheilkunde selbst zu helfen.
Im vorliegenden Buch gibt sie viele praktische
Ratschläge.

Obwohl ihr ein Arzt prophezeite, daß sie maximal
noch ein Jahr leben würde, lehnte sie jede ärztliche
Behandlung strikt ab. Sie konnte mit der Akzeptanz
und naturheilkundlichen Therapien ihr Leben um
12 lebenswerte Jahre verlängern. Ihre Erfahrungen
gab sie in 10 Büchern, Seminaren und zahllosen
Vorträgen weiter.

€ 7,–

Nahrung für Deine Seele

Gisela Friebel/Dr. med. Klaus Hoffmann

»Nahrung für Deine Seele« ist in erster Linie Hilfestellung für verzweifelte Angehörige psychisch Erkrankter. Aber auch Therapeuten, die auf dem Weg sind, wirklich helfen zu wollen, können damit arbeiten. Die Autoren verweisen auf vollkommen neue Wege, die auch jeder Laie gefahrlos gehen kann.

Da es sich hier um ein so brisantes Thema handelt, kommen auf weiten Strecken Fachexperten zu Wort. Auch werden ganz konkrete Hinweise gegeben, wo man Hilfe bekommen kann.

€ 7,60

Essen Sie gern Tapetenkleister?

Gisela Friebel-Röhring

20 von 60 Millionen Bundesbürgern leiden an Herz-
und Kreislauferkrankungen, Krebs, Rheuma und
Allergien, die oft mit einer falschen Ernährung
zusammenhängen. Dieses Buch zeigt Wege zu einer
gesunden Ernährung.

€ 7,–

Sind wir schon alle Versuchskarnickel?

Gisela Friebel-Röhring/Dr. med. Klaus Hoffmann

Der Titel ist genauso provokativ wie der alltägliche
Umgang mit Menschen in den Bereichen Medizin,
Pharmazie, Chemie, Umwelt usw. Die Autoren
machen bewußt, daß jeder von uns schon längst ein
Versuchskarnickel ist und als Spielball vielerlei
Interessen dient. Wissenschaftler »forschen« besonders in Medizin und Technik – Menschen bleiben auf
der Strecke. Viele sind sich ihres Mißbrauchs nicht
bewußt.

€ 6,20

Die Heilkraft der Eigenharn-Therapie

Ingeborg Allmann

Die Aktivierung unserer Selbstheilungskräfte ist heute – in einer Zeit, in der unsere Gesundheit mehr und mehr durch Umwelteinflüsse, Apparate-Medizin und chemische Medikamente beeinflußt wird – wichtiger denn je.

Die Eigenharn-Therapie, eine schon seit Jahrtausenden von vielen Völkern erprobte Heilweise, gewinnt auch bei uns immer mehr Anhänger.

Daß diese Therapie sich inzwischen erfolgreich bewährt hat, beweist Ingeborg Allmann in diesem Buch.

Abseits ausgetretener medizinischer Pfade zeigt sie anhand von Heilbeispielen, umfangreicher Literatur, die sie teilweise selbst übersetzt hat, und nicht zuletzt an ihrer eigenen Krankheitsgeschichte, wie Eigenharn helfen und heilen kann.

Wunder kann auch die Eigenharn-Therapie nicht vollbringen, aber es mutet fast wie ein Wunder an, was der Eigenharn bei seiner Wiederverwertung Erstklassiges zu leisten vermag.

€ 14,–

Gesundheit fast zum Nulltarif

Gisela Friebel

Können Krankheiten wie Diabetes, Rheuma, Schuppenflechte, Migräne und viele andere mehr durch dasselbe Nahrungsmittel gebessert oder geheilt werden?
Was unserem nüchternen Menschenverstand unmöglich erscheint, ist für viele bereits Realität geworden. Durch besondere Aufbereitungsformen von Getreide aus biologischem Anbau (Gärprozeß auf Milchsäurebasis), die eine weitreichende Aufnahme vieler wichtiger Inhaltsstoffe (Vitamine, Spurenelemente, Enzyme) gewährleisten, lassen sich Stoffwechselprozesse gründlich beeinflussen. Dies kann unter Vermeidung grober Ernährungsfehler zu einer so weitreichenden Normalisierung des Stoffwechsels führen, daß die genannten Krankheitsbilder in vielen Fällen erheblich gebessert oder geheilt werden können.

€ 6,60

Sämtliche Titel durch

Naturarzt-
Bücherservice
Feldbergstraße 2
61462 Königstein
Tel. 0 61 74 / 92 63-0
Fax 0 61 74 / 92 63-35

Genius-Versand
Haus Angelmodde 10
48167 Münster
Tel. u. Fax 0 25 06 / 24 19

Teilfasten –
ein Gesundheitsschlager!

Entsäuern – Entschlacken – Entgiften
und dabei abnehmen

Doris Wroblewski

Das Heilfasten gilt bei vielen Erkrankungen als der »Königsweg« zur Wiedererlangung der Gesundheit. Entlastet von einem Übermaß an Nahrung kann sich der Körper von Schlacken und Giften befreien. Der Geist findet in der Zeit der Nahrungsenthaltung zur Ruhe und der Mensch so zu innerem Gleichgewicht zurück. Doch fällt vielen Menschen der völlige Verzicht auf das tägliche Essen nicht leicht.

Jenseits von Verboten und strengen diätetischen Richtlinien hat Doris Wroblewski deshalb aus der Fülle des heutigen Ernährungswissens einen für jeden gangbaren Weg entwickelt. Mit dem hier beschriebenen Teilfasten können die Vorteile des Fastens genutzt werden, ohne auf Essen und Trinken verzichten zu müssen.

Mit den vielen praktischen Tips, die über den Ernährungsbereich hinausgehen, mit leicht anzuwendenden Grundrezepten, einem Einkaufszettel, nützlichen Adressen und Literaturhinweisen können auch Sie schrittweise Ihrem Ziel, Gesundheit und Idealgewicht wiederzuerlangen, näherkommen.

€ 11,–